秋天的養生湯水

以食補為身體打好基礎，為迎接冬天做好萬全準備！

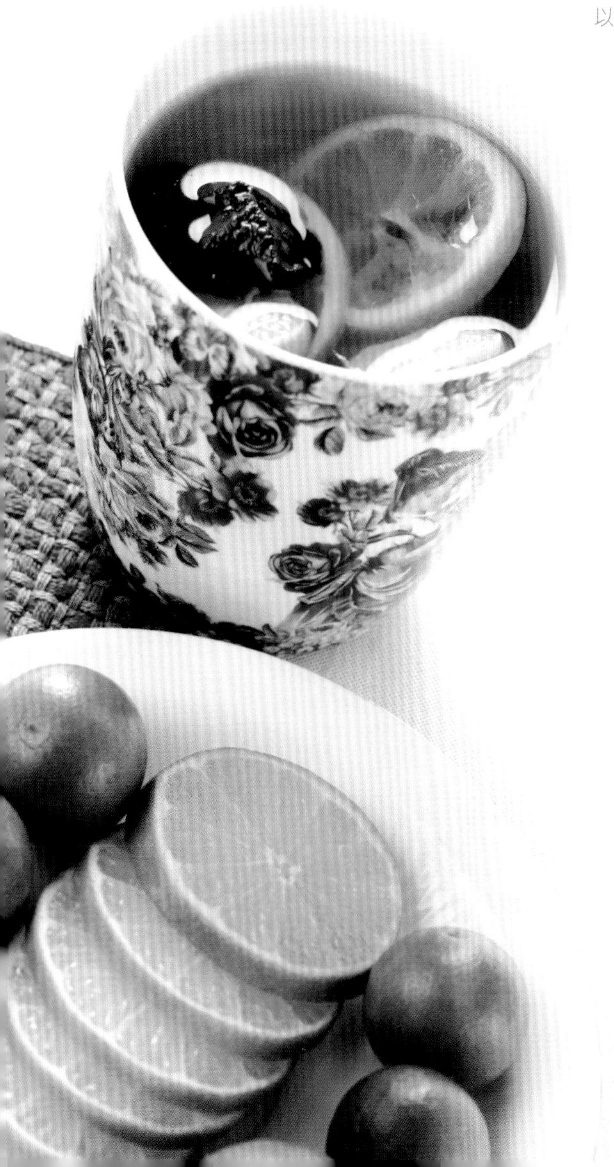

推荐序 >

吃出長壽來

合理適當的飲食，是健康長壽的必要條件。

中醫自古有「醫食同源」之說，遠古時代，人們在尋找食物的過程中，也發現某些食物具有治療功效，漸漸發展出藥膳的療法，然而，藥膳並非簡單指藥物與食物的結合，而是根據體質屬性，順應四時、節氣，選用合宜的藥物、食材，加以烹調技巧，使其成為色、香、味具備的食療膳食，既能祛疾療病，又能保健強身，延年益壽。

秋季氣候開始轉涼，人體相應，陽氣漸收，陰氣漸長，津少血燥。身體虛弱或年老之人，對外界的應變能力較弱，秋風起後，寒溫變化之際，往往舊疾復發，若能及時服用溫補藥膳，確實能有強壯、預防疾病的功效。

周老師精研及教授藥膳多年，其藥膳的特點，除了結合醫理、藥理、色、香、味具備之外，在藥材與食材的搭配之中，別具創意與巧思，呈現中醫所謂「致中和」的境界，在平凡之中創造出令人賞心悅目的藝術層次，加以屢獲烹飪大獎，足見其實力已臻調和鼎鼐的功夫。

「秋天的養生湯水」一書中，食材、藥材都很容易取得，烹調方法簡易，又有周老師的貼心叮嚀，方便讀者實作，實在是一本值得推廣又符合現代養生飲食的書藉。

勝昌現代中醫診所院長 陳淑芬醫師

作者序 >

秋補比冬補更重要！

入秋之後天氣逐漸涼爽起來，雖然感覺比夏天舒服多了，氣候卻相對變得乾燥。加上日照減少，過了中秋之後，特別容易讓人產生一種莫名的愁緒，這是俗稱的「秋愁」，相對身體在秋天也格外容易疲倦，而有「秋乏」的說法。這些秋天的「症狀」都需要透過適當的飲食來做調整。

中國古老醫書「黃帝內經」上提到：「秋三月，此謂容平，天氣以急，地氣以明，早臥早起，與雞俱興，使志安寧，以緩秋刑，收斂神氣，使秋氣平，無外其志，使肺氣清，此秋氣之應，養收之道也。」這是古人的養生智慧，建議一般人在入秋後要注意收神氣，保持肺氣清靜，來度過這段天氣由熱轉寒的關鍵期。

中國民間有一個說法：「補冬不如補霜降」，意指秋天如果適當地調養好身體，那麼就不必怕冬天身體虛寒，而拚命冬令進補了，由此可知秋補的重要性。因此中醫都建議，為迎接冬天來臨，不妨從秋天開始就用平和的食補來為身體打好底子。

在這本「秋天的養生湯水」中，我利用這個季節盛產的蔬果，如芡實、蓮藕、木耳、山藥、百合、蓮子、銀耳、水梨、甘蔗，搭配上能滋陰養肺的食材，像黑白木耳、麥冬、白蟲草、枸杞、西洋蔘、山藥、川貝、柿乾、玉竹，在日常三餐要喝的湯湯水水中，以食補為身體打好基礎，先灌飽精、氣、神，兼顧營養均衡，來為迎接冬天做好萬全準備。

周承俊

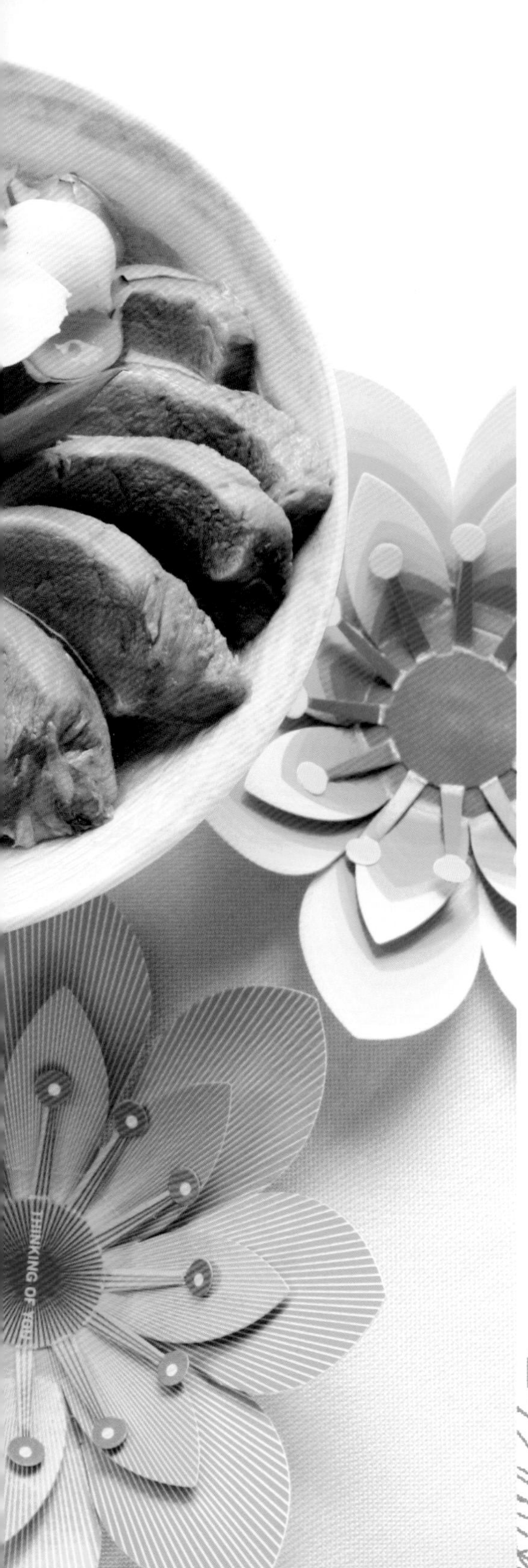

目 錄 contents

秋天的養生茶 & 甜湯

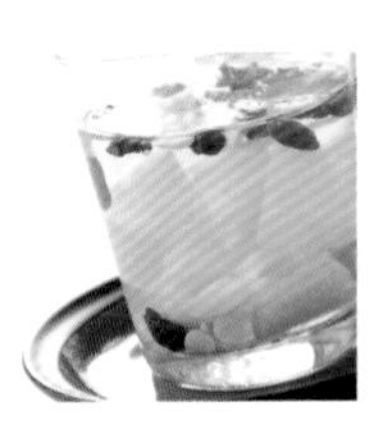

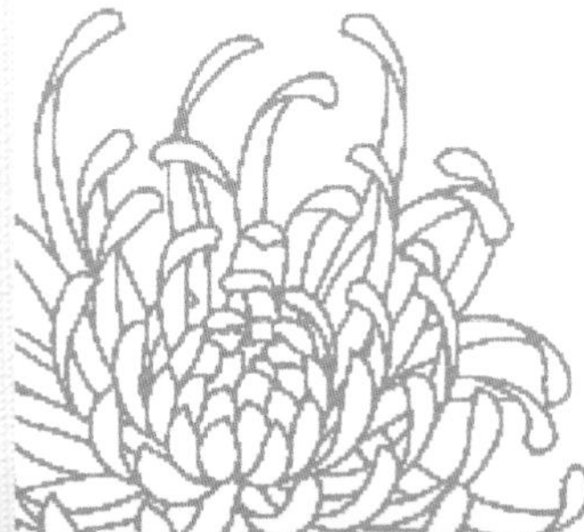

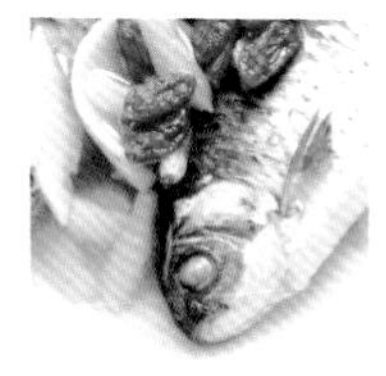

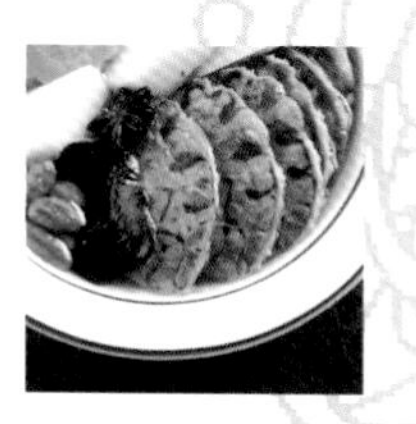

秋天喝好湯。蔬食

秋天喝好湯。水產

秋天喝好湯。肉類

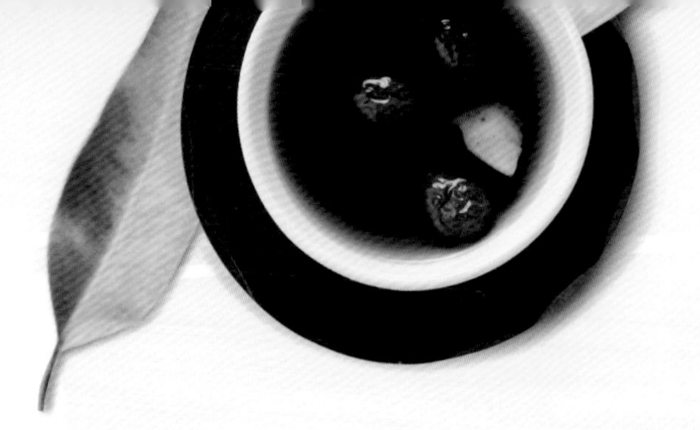

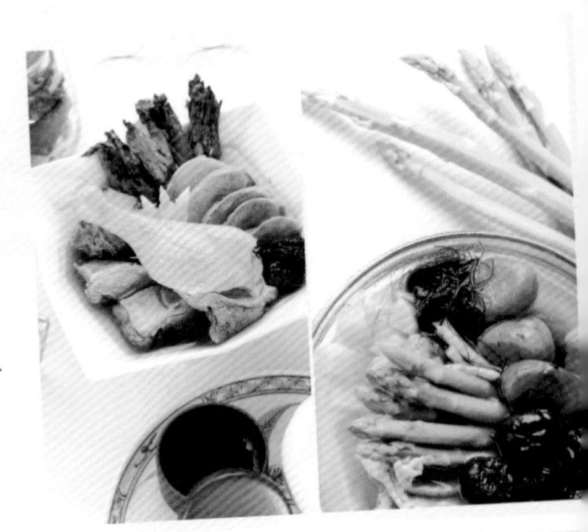

秋補，身體健康的90個關鍵天

春夏養陽、秋冬養陰…

秋天從農曆立秋開始，結束於立冬。
中間經過處暑、白露、秋分、寒露、霜降，總共有6個節氣，長達3個月的時間。

秋天處於夏冬兩季之間，正好是氣溫由熱轉冷的轉變期，如果能善加把握這段時間好好調養身心，增強身體調節免疫能力，不但能為迎接寒冬做好準備，更能有效預防各種冬季可能發生的疾病。

初秋養生＞調整脾胃、養肝氣

秋天是一個由「生長勃發」轉趨「內歛收藏」的季節，表現在大自然和人體身上最主要的一個特徵，就是「燥」。我們説秋風送爽，秋天讓人感覺舒爽的原因之一，正是空氣中的水分減少了，氣候變得乾燥，秋燥會加速人體身上的水分消耗，不但皮膚變得乾燥，連嘴唇、喉嚨和鼻腔，都會因為水分過度散失，容易發炎腫痛、乾裂流鼻血，身體也易有燥熱現象，好像喝再多水都無法止渴。

因此，秋天的飲食養生首重滋潤，不適合過度的進補，也不宜吃太多辛辣、油膩或過於重口味的食物，事實上這也符合中醫「春夏養陽、秋冬養陰」的養生原則，總括一句，秋天的養生就是要「滋陰、潤燥、保津、養肺」，只要確實掌握這四大要訣，就能舒舒服服享受天涼好個秋的舒爽。

整個秋季長達 90 天，依氣溫和晝夜長短不同，可以大分為初秋、中秋和晚秋三個階段，各有不同的養生注意事項。從立秋開始到白露之前是初秋，季節剛從夏季交棒轉入秋天，天氣仍延續夏季的高溫，白天陽光炙烈，只是早晚溫度稍降，不再像盛夏那麼酷熱難熬，這段時間正是有名的「秋老虎」。

在飲食上，初秋以能清熱、防暑、歛汗、生津為重點，要減少辛辣刺激的食物，增加酸味以養肝氣，在夏季愛吃冰飲的人，更要好好把握這段時間調整脾胃，多吃些有營養好消化的食物，為身體打好根基。

中秋養生＞健脾清肺，抗秋乏

過了白露之後，天氣開始轉涼，晝夜溫差加大，陰氣漸生，身體開始感受到秋涼，秋燥的感覺也越來越明顯。身體經過漫長炎夏的耗損，很容易在這個季節明顯轉換的時候感到睏乏，這是所謂的秋乏。

這段時間的飲食，以潤燥益氣為主，健脾、補肝、清肺是養生重點。為了提振體內元氣對抗秋乏，可以多吃新鮮蔬果、減少油膩及烤炸類的烹調方式，尤其富含維生素A、B、C、E的蔬果，如當令盛產的水梨、胡蘿蔔、百合、山藥、芝麻、蜂蜜、蓮子、銀耳、杏仁…都可多食用。

晚秋養生＞靚湯好茶，拒秋愁

中秋過後，涼意一天比一天濃，每下過一次雨，天氣就涼一點，蕭瑟之氣日隆，從這段時間的節氣名寒露、霜降，就可以明顯感覺出晚秋的寒涼之意，秋風勁急，加上晝短夜長，這段時間特別容易讓人產生愁緒。此外，日夜加劇的溫差，使得晚秋變成心肌梗塞、高血壓和流感好發的季節，在飲食和生活起居上，都要特別注意防範。

這段時間最好保持早起早睡的良好作息，多運動及多曬太陽，有助維持心情平穩，減少愁緒。飲食上可以多利用川貝、百合、陳皮、桂花、杭菊、西洋蔘…沖泡做為養生茶飲，或搭配海鮮、烏雞、田雞煮成靚湯，一方面增加身體抵抗力，另一方面也有助紓解秋愁。

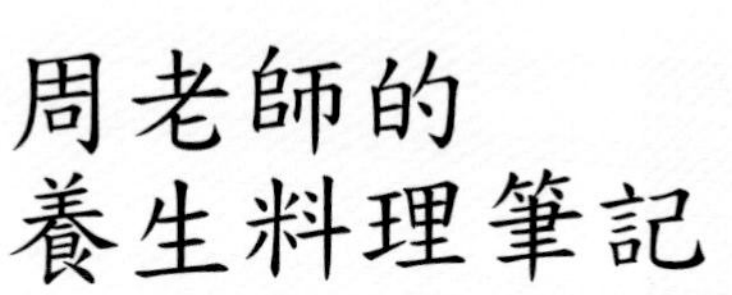
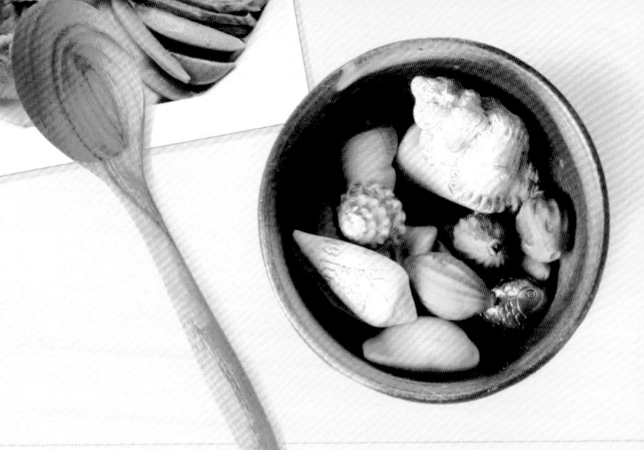

周老師的養生料理筆記

天然蔬果這麼吃就對啦！

胡蘿蔔 燉食最好，炒食也不錯。燉食能保留胡蘿蔔素的 93% 以上，炒食可以保留胡蘿蔔素 80% 以上，但生食和涼拌，人體僅能吸收 10%。

百合 購買百合最好選擇外層包覆著細木屑，存放時連木屑用塑膠袋包好，置於冰箱可以放 1～2 週。

銀杏 又稱白果，吃來帶苦味，下鍋前可先以糖水煮 30 分鐘，去除苦味。

大蒜 蒜頭中含有珍貴的大蒜素，能抗菌、抗炎、抗氧化。由於大蒜素不耐高溫，所以生吃大蒜最有利於人體對大蒜素的吸收。生活中，我們會在醬油中加大蒜，醃菜的時候也會加些蒜頭，都可以防止微生物的生長。如果有人吃生蒜，胃不舒服，可以在炒菜將起鍋時撒上蒜蓉，這樣既去除了大蒜的辣味，又可避免大蒜素遇熱減少的損失。

選購、處理內臟有訣竅！

豬肚 下鍋前一定要清洗乾淨，才不會有騷味。方法是先用麵粉搓抓後洗淨，或用啤酒搓抓後，沖去表面黏液，然後下鍋燙煮 5 分鐘，撈起用清水沖乾淨，再來使用。

豬腰 選購時以質地脆嫩、色淺者為上品。處理時，先將豬腰上的白筋切除，切花刀後再切塊，然後放入 85℃的熱水汆燙 30～40 秒，大約 6 分熟時，撈起來泡冷水備用。

各類高湯的熬製

美國一份醫學報告指出，動物骨頭裡含有重金屬鉛，比內臟還要高；大骨頭碰到熱湯就會釋出裡面的重金屬鉛，長期食用下會累積在人體。所以，在熬煮高湯時不宜加醋，火也不要太大，時間不超過 2 小時，有助減少骨頭內的重金屬釋放出來。以下是幾款常見的家常高湯做法：

中式萬用高湯　準備材料：雞骨架 600 公克、豬大骨 1 付、脊骨 600 公克、洋蔥 1 顆、青蔥 1 小把（約 80 公克）、薑片 30 公克、米酒 120 cc。

將雞骨架子、豬大骨、脊骨先洗淨，放入滾水中汆燙，用清水沖淨備用。洋蔥洗淨，青蔥洗淨後捆成一束，用菜刀拍幾下。在湯鍋中放入所有材料，加 5000 cc水，不加蓋先用大火煮滾，改中小火熬 2 個小時，熄火前撈除所有材料、渣屑及浮油。

雞高湯　準備材料：雞胸肉 1 付、雞骨架子 1000 公克、青蔥 50 公克、薑片 30 公克、米酒 30 cc。

雞胸肉、雞骨架子、青蔥、薑片先洗淨，雞胸肉、雞骨架放入滾水鍋中汆燙，用清水沖淨備用。在湯鍋中放入所有材料，加 5000 cc水，不加蓋先用大火煮滾，改中小火熬煮 2 個小時，熄火前撈除所有材料及渣屑。

海鮮高湯　準備材料：干貝 100 公克、鮮魚頭或魚骨 600 公克、蛤蜊 300 公克、小魚乾 100 公克、昆布 100 公克、薑片 20 公克、米酒 20 cc

干貝、鮮魚頭、蛤蜊、薑片先洗淨，鮮魚頭放入滾水鍋中汆燙，用清水沖淨備用。
湯鍋中放入所有材料，加 3000 cc清水，不加蓋子先用大火煮滾，改中小火，再熬 30 分鐘，熄火前撈除所有材料、渣屑。

蔬果高湯（素高湯）　準備材料：蘋果 1 顆、高麗菜半顆、甜玉米 3 根、紅蘿蔔 1 根、黃豆芽 300 公克、洋蔥 1 顆。

蘋果、甜玉米、紅蘿蔔、黃豆芽、洋蔥先洗淨備用。湯鍋中放入所有材料，加 3000 cc水，不加蓋先用大火煮滾，改中小火熬煮 2 個小時，熄火前撈除所有材料、渣屑。

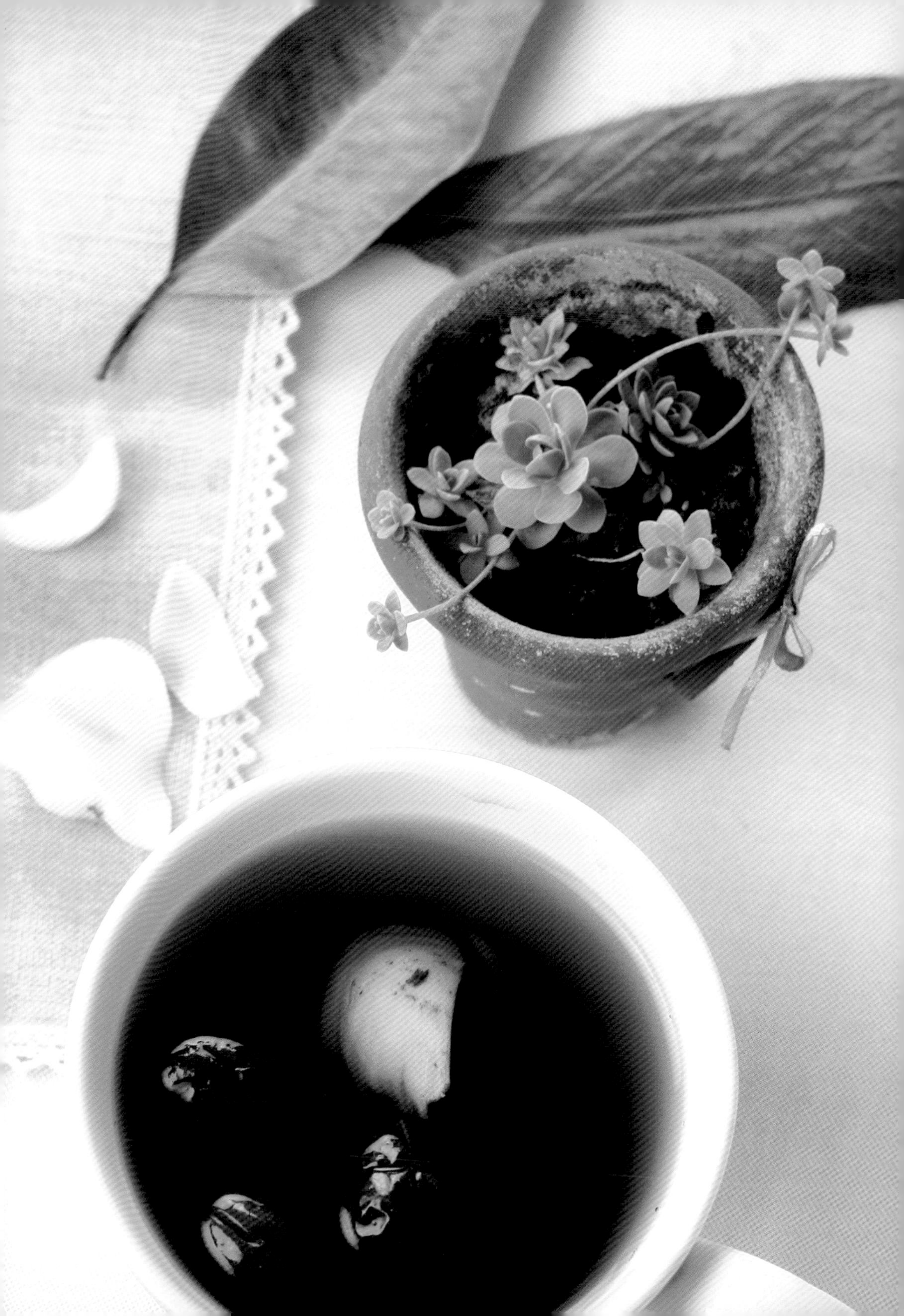

秋天的養生茶&甜湯

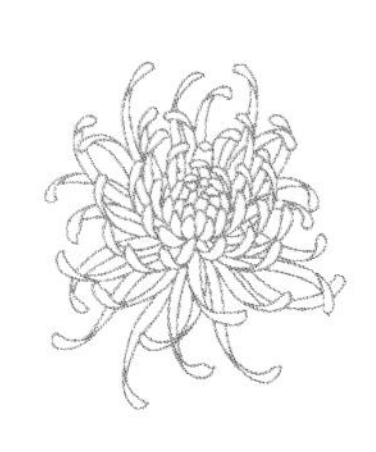

洋蔘蜜梨茶

清熱潤肺，有支氣管炎、口腔炎、
便秘困擾的人可多飲用

材料：

水梨 1 顆、西洋蔘數片、蜂蜜少許、水 500 cc。

作法：

1 水梨洗淨，連皮切塊，加水煮沸後改小火再煮 10 分鐘。

2 熄火後放入西洋蔘浸泡，靜置等到茶水溫度降至 60℃左右，加入蜂蜜拌勻即可飲用。

養生小辭典

- 水梨 潤肺、消痰、清熱、降火、涼心，主治熱病煩渴、支氣管炎。

- 西洋蔘 又名粉光蔘、花旗蔘。味苦微甘、性微寒，補肺降火，養胃生津。能強化心肌、防止老化、改善糖尿病、平衡血壓血糖、預防腦中風、減少疲勞，並有助增強免疫力，因此也有抗癌功效。

- 蜂蜜 75% 是天然葡萄糖和果糖，18% 是水分，此外還有蔗糖、蛋白質、礦物質、有機酸、消化酶和維生素 B、C。補中益氣、潤腸通便。

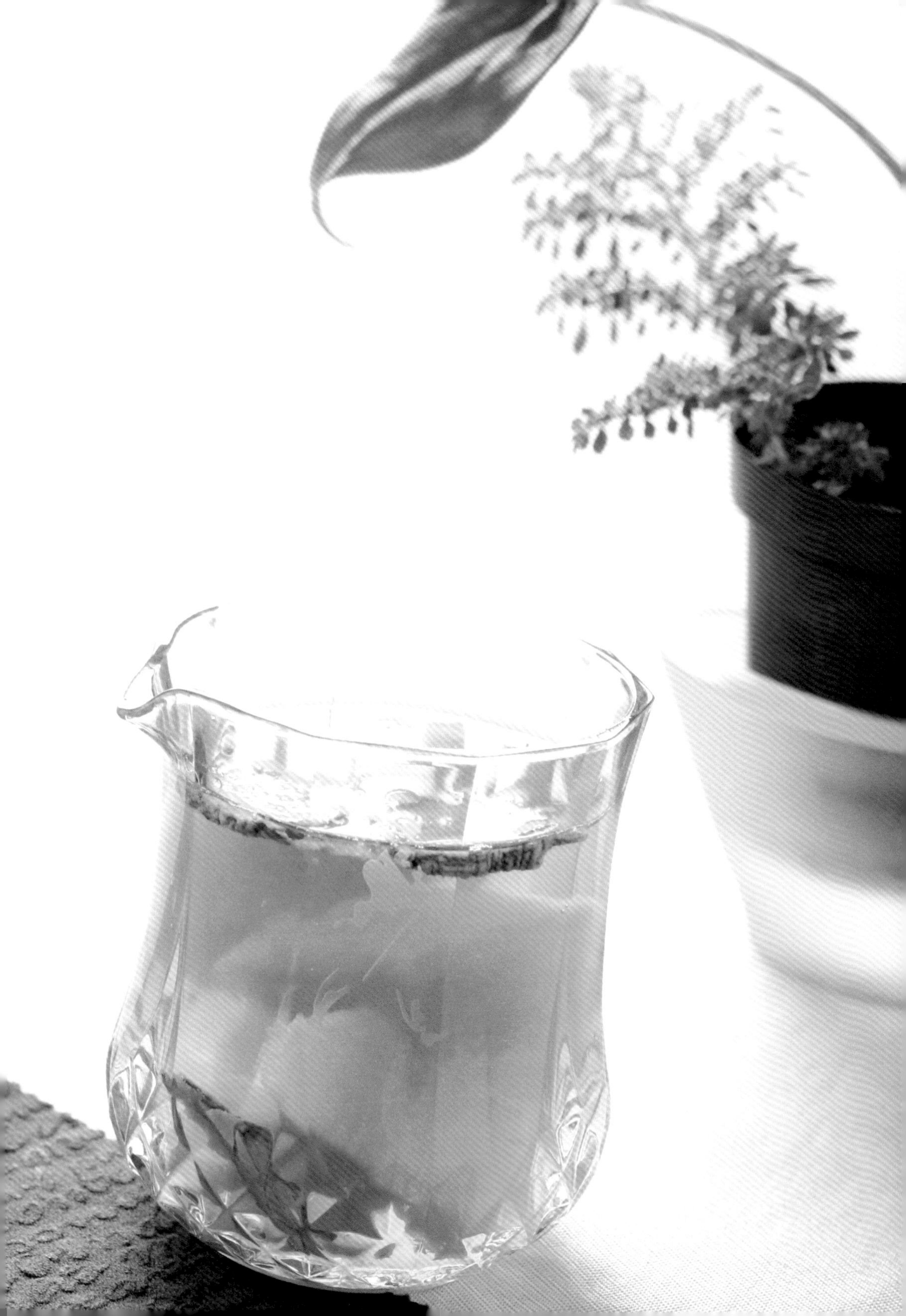

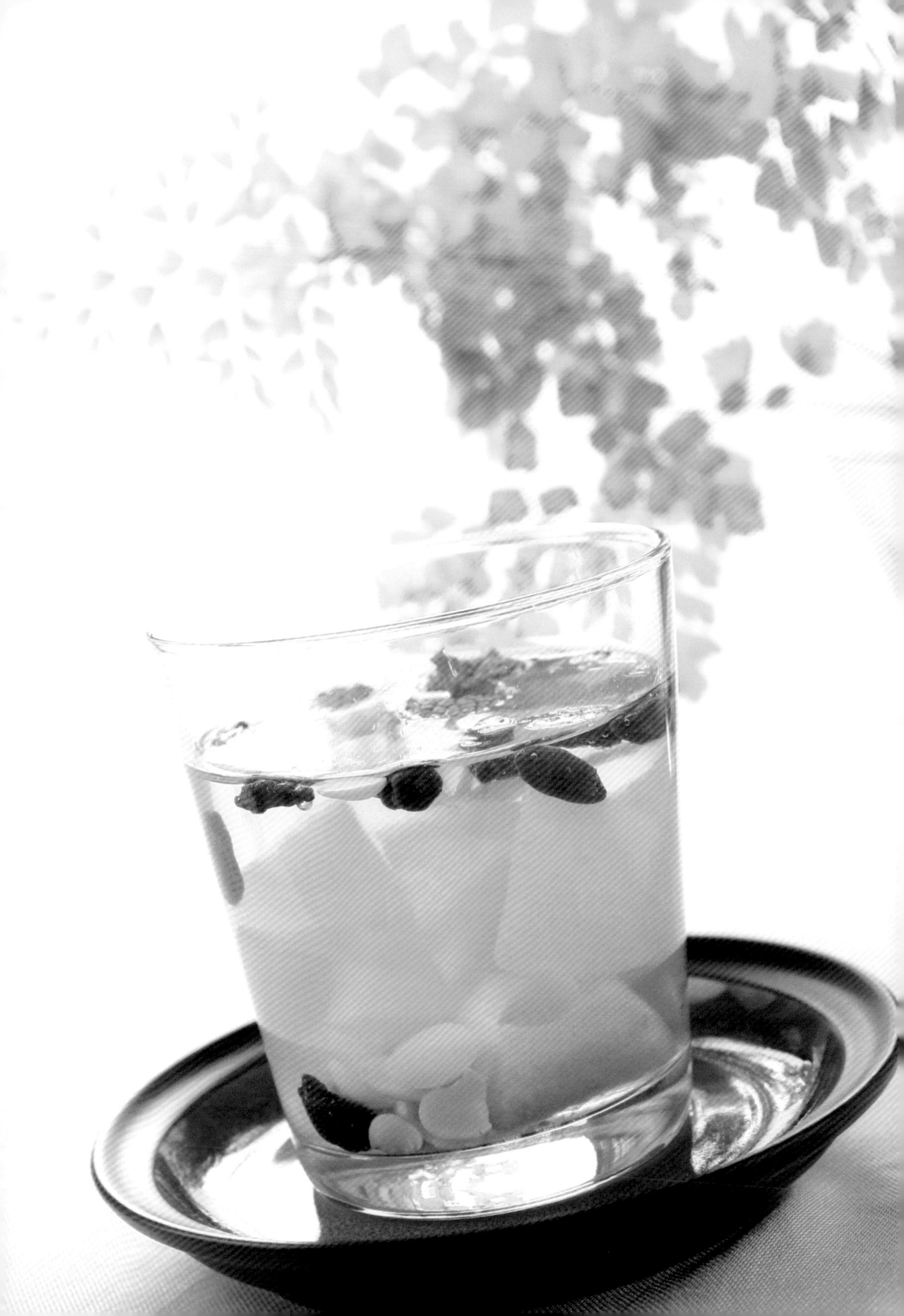

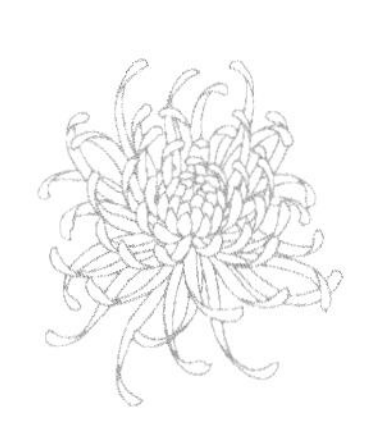

杏仁水梨茶

潤肺清咽、護膚美白、消除疲勞、提神醒腦

材料：

水梨 1 顆、南北杏 15 公克、新鮮薄荷數葉、冰糖 15 公克
枸杞 12 公克、水 600cc

作法：

1 南北杏洗淨，先泡水 3 小時。枸杞、薄荷葉洗淨，備用。

2 將水梨去皮，切塊，加南北杏和水先用大火煮滾，改小火煮 30 分鐘。

3 放入枸杞、冰糖，立即熄火拌勻，放上薄荷葉。

養生小辭典

- 水梨 潤肺、消痰、清熱、降火、涼心，主治熱病煩渴、支氣管炎。
- 杏仁 南杏又稱甜杏仁，個頭較小的北杏因為味苦，又名苦杏，具有藥性但也有微毒，但加熱後這個成分會被分解。南北杏能除風散寒，降氣行痰、潤燥消積、下喘治氣。
- 薄荷 用薄荷作飲料，不但口氣芬芳、清涼散熱，還能醒腦提神。
- 冰糖 養陰生津，潤肺止咳。
- 枸杞 補精血、益肝腎、明目，可駐顏防老、延年益壽。現代醫學研究報導枸杞具有降血糖、降膽固醇、促進造血功能和紅血球增多，促進免疫功能並能保肝、增強抗病能力。

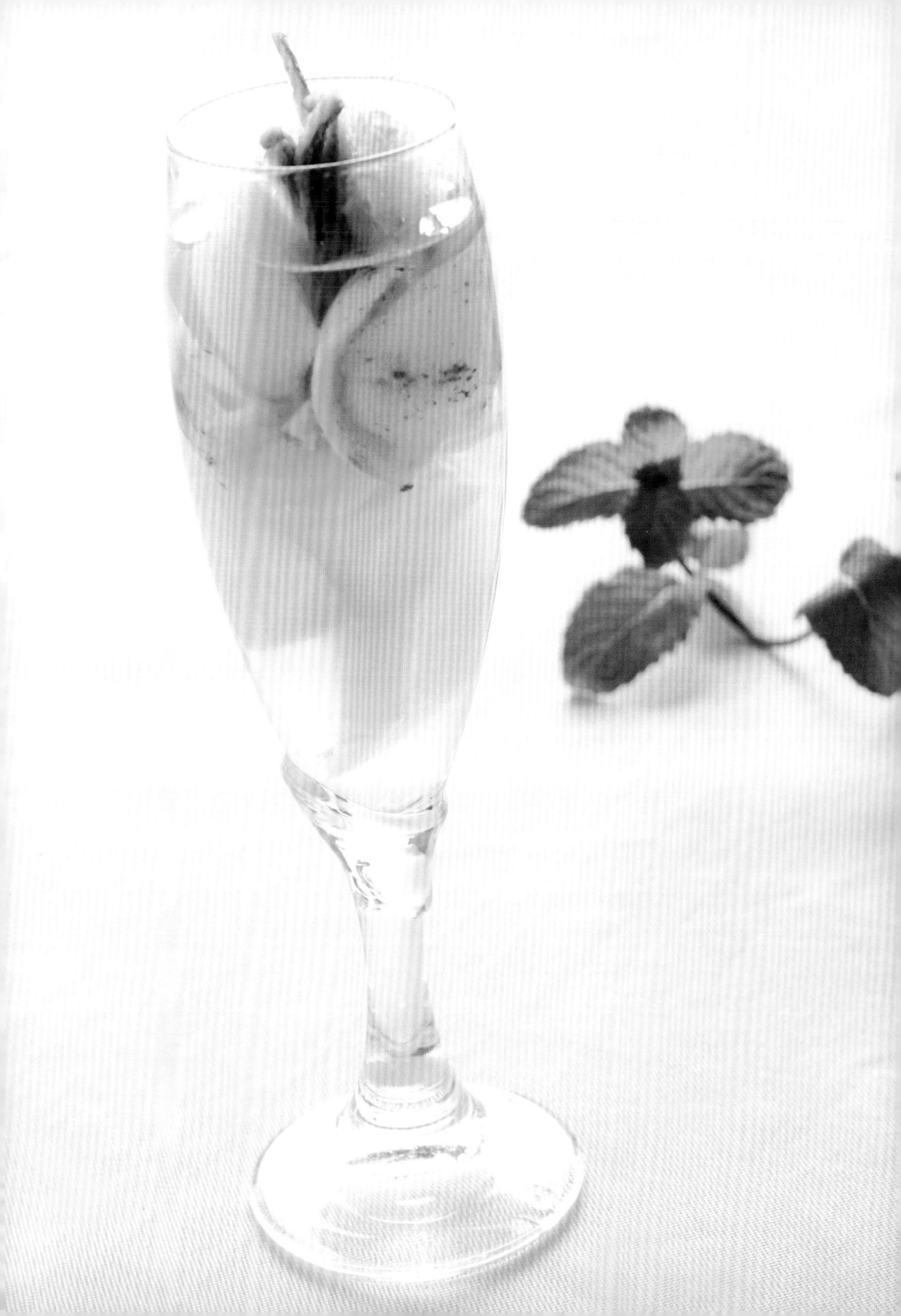

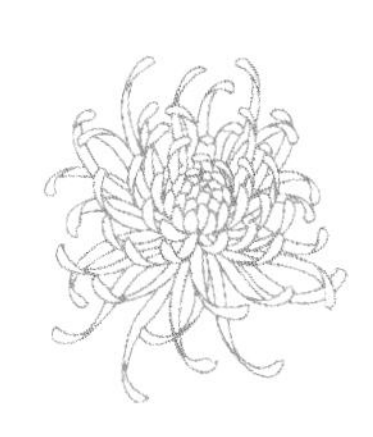

百合陳梨茶

養心潤肺、清熱解鬱、滋補益氣

材料：

川貝粉 3 公克、鮮百合 8～10 片、陳皮 6 公克、水梨 1/2 顆
冰糖少許、水 350 cc

作法：

1 水梨洗淨，連皮切塊備用；百合、陳皮用清水沖洗乾淨，備用。

2 將所有材料放入小燉盅裡，進電鍋蒸約 25～30 分鐘後，倒出茶汁飲用。

貼心叮嚀：
川貝放太多會苦，要注意斟酌用量，這味茶飲尤其適合慢性支氣管炎及長期性咳嗽，喉中有痰、熬夜及抽煙的人飲用。

養生小辭典

- 川貝 性微寒、味甘苦，有養心潤肺、清熱解鬱的功效。川貝放多會苦，不過潤肺止咳效果更佳。

- 百合 有鮮、乾兩種，具有鎮咳、平喘、止血等作用，能提高淋巴細胞轉化率和增加免疫功能的活性，有助抑制腫瘤生長。多食百合能清心安神，潤肺寧心。

- 陳皮 含有橙皮苷、川陳皮素、β 胡蘿蔔素、維生素 C 及維生素 B 群等多種營養元素，具有解毒、潤腸等功效。可幫助排除腸胃毒素，調節胃腸道功能。平常烹煮湯水，加入一小片陳皮入湯，能讓湯水有特殊的甘香味道。

- 水梨 潤肺、清痰、消熱。

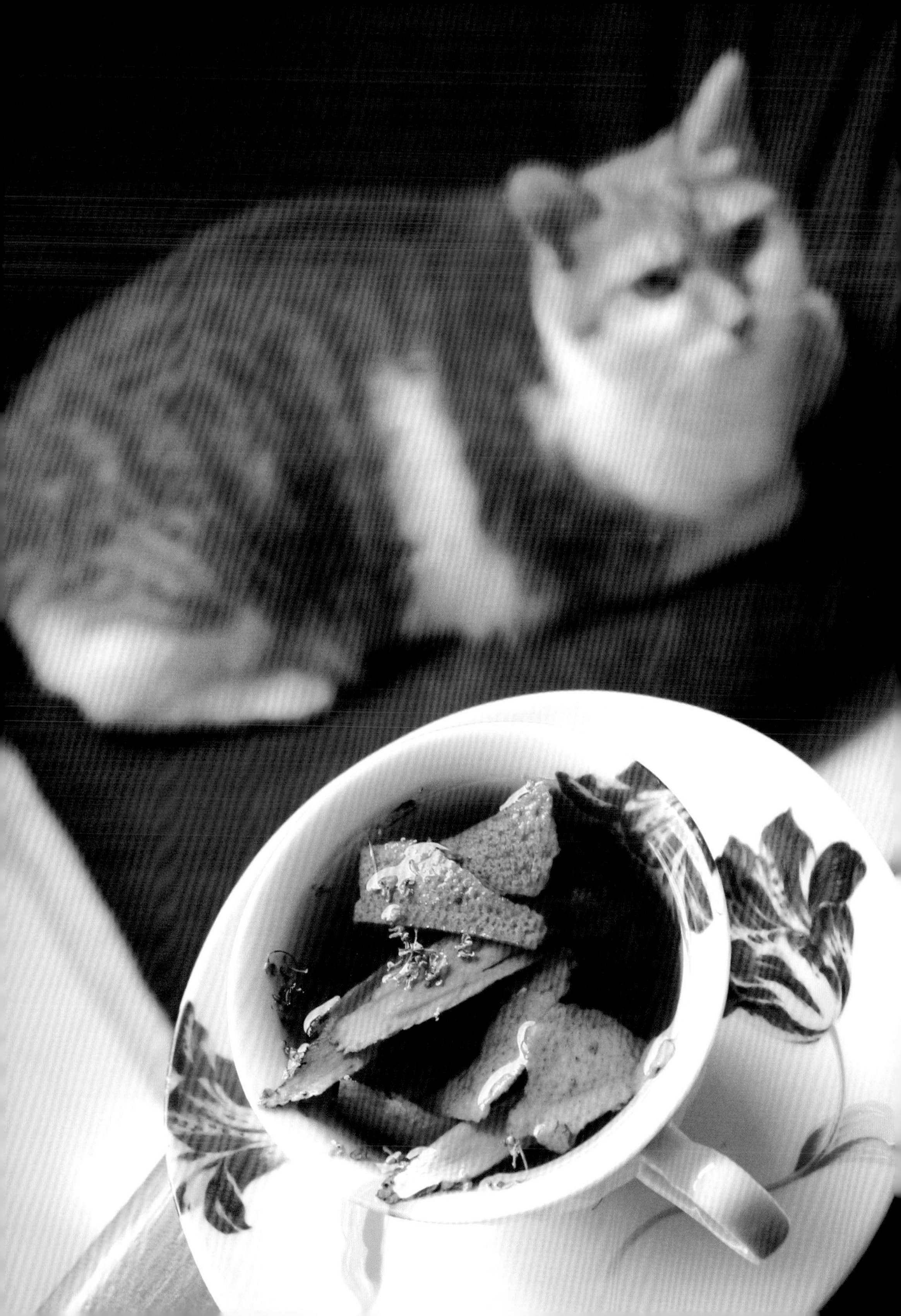

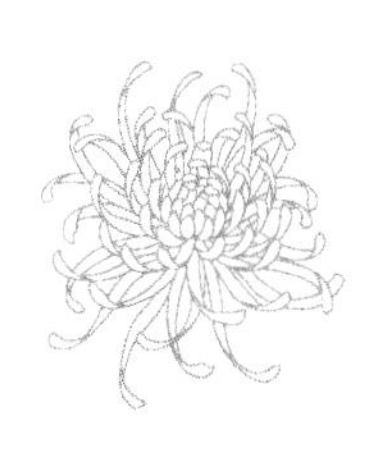

桂花蜂蜜茶

補氣養陰、預防口乾舌燥、消除胃脹氣

材料：

桂花 1 公克、陳皮 1 塊、黃耆 3～5 片、紅茶包 1 包
蜂蜜少許、開水 500 cc

作法：

1 先將桂花、陳皮、黃耆裝入濾紙袋中，備用。

2 鍋中倒入開水，放入裝好藥材的濾紙袋，以小火燜煮 5 分鐘，撈除紙袋做為茶底。

3 另外在茶杯中放入紅茶包，沖入茶底浸泡 90 秒，撈出茶包。

4 再放置 5 分鐘，待茶水降溫至 60℃左右，加入蜂蜜拌勻即可飲用。

養生小辭典

- 桂花 有助鎮定神經，消除憂慮及抗抑鬱。晚上熱飲可改善睡眠，另外還有化痰生津、健脾、利腎及美顏功效。

- 黃耆 中醫藥典記載黃耆能補氣升陽、益衛固表、利水消腫。根據現代藥理研究，黃耆有強心作用，能增強正常心臟的收縮，對疲勞的心臟作用更為顯著。且能利尿及降壓，擴張冠狀血管及全身末梢血管，使血壓下降，還能抑制發汗過多，有消渴作用。

- 紅茶 茶葉中的多酚類、醣類、氨基酸，有助刺激唾液分泌，茶中的咖啡鹼可調節體溫，且有提神作用。

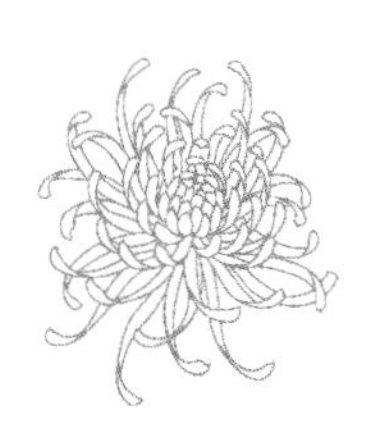

菊花蔘蜜茶

潤肺補氣、平肝明目

材料：

杭菊 8～10 朵、東洋蔘 3～5 片、蜂蜜少許、水 350 cc

作法：

1 菊花先用冷開水沖洗乾淨，連同蔘片放入杯中，沖入滾水燜泡 10 分鐘。

2 靜置等茶水降溫至 60℃左右，加入蜂蜜拌勻，即可飲用。

養生小辭典

- 菊花 具有抑菌、解熱、抗病及防治心血管疾病等功效，能清熱解毒、平肝明目。
- 東洋蔘 益中補氣、治盜汗、脾虛泄瀉及多尿症。
- 蜂蜜 潤燥滑腸、健脾益胃、緩中止痛、預防便秘。

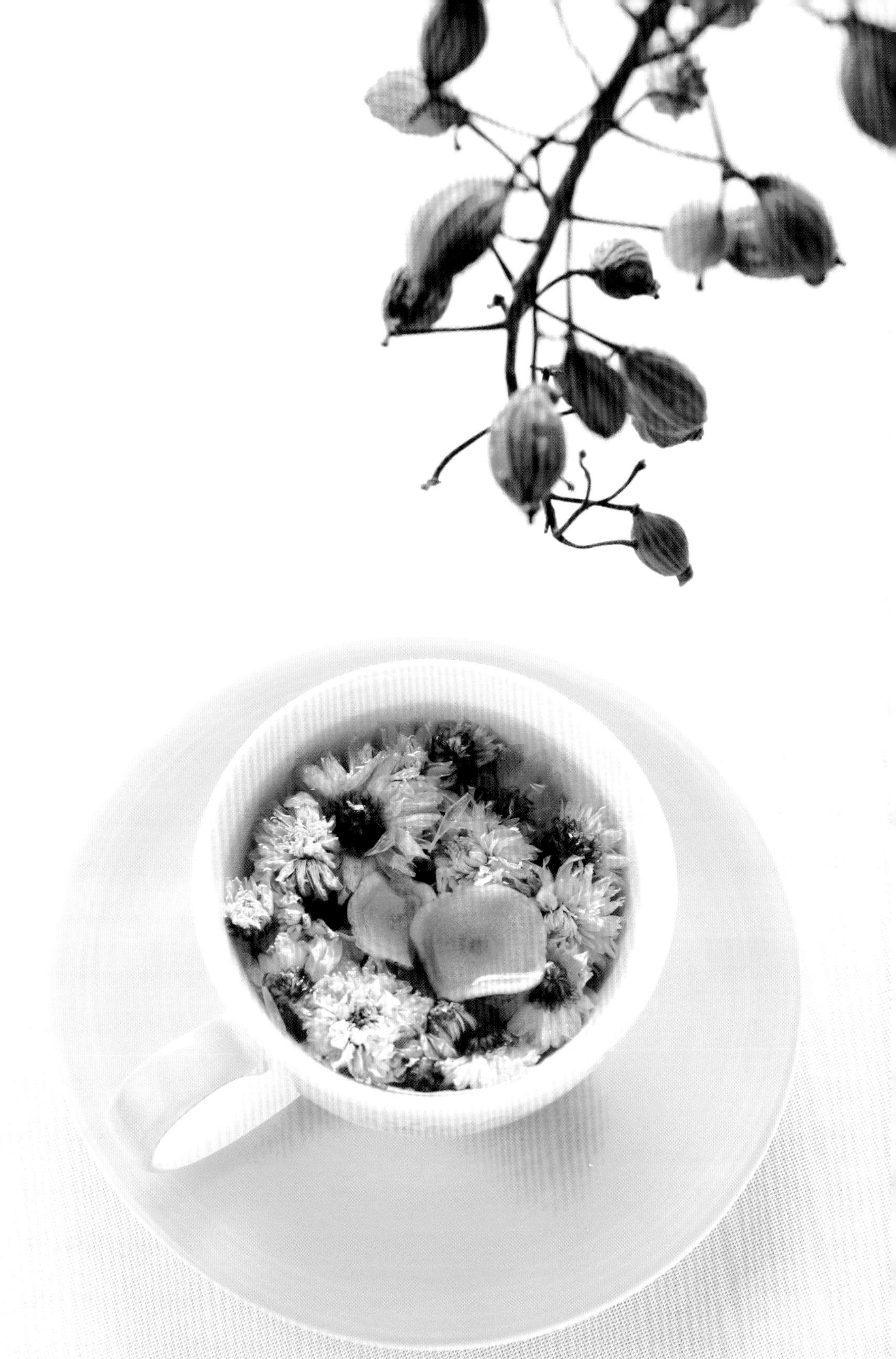

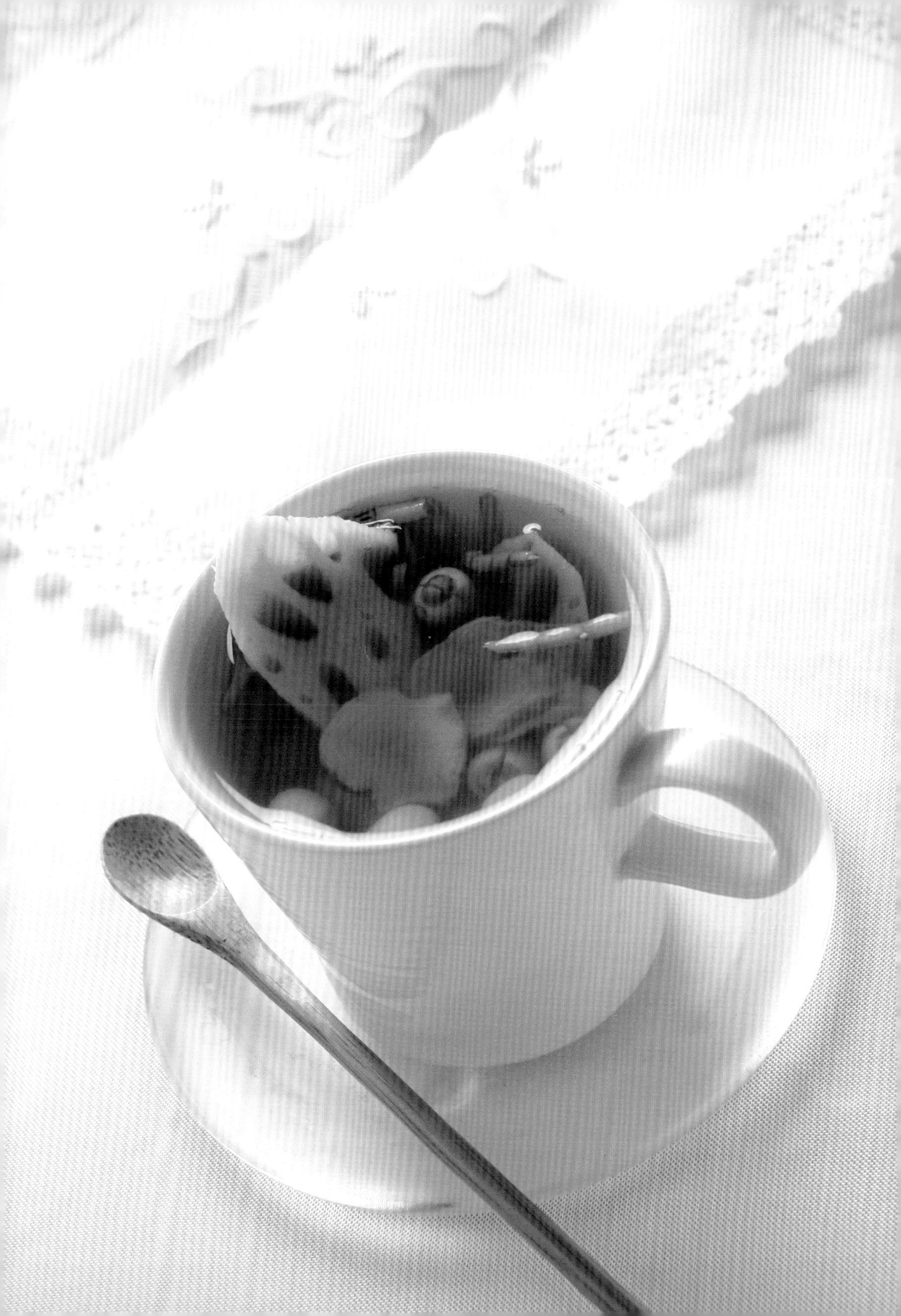

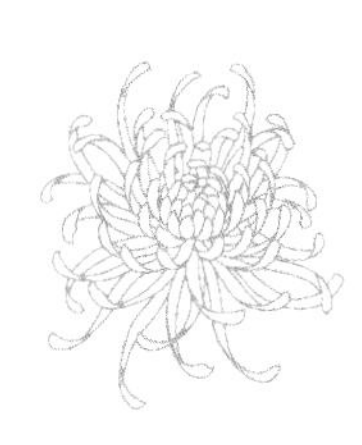

茅蔘蓮藕茶

養陰潤肺、清熱涼血，去除胸腔悶氣

材料：

白茅根 6 公克、東洋蔘 6 公克、地骨皮 6 公克、鮮蓮子 30 公克
蓮藕 150 公克、冰糖 80 公克、水 1000 cc

作法：

1 先將白茅根、地骨皮用濾紙袋裝封好，備用。

2 蓮子洗淨瀝乾，備用。蓮藕洗淨瀝乾後切片，備用。

3 在鍋中倒入水 1000cc，放入作法 ❶ 之濾紙袋及蓮藕，先開大火煮滾，轉小火熬煮 40 分鐘。

4 再放入蓮子煮 20 分鐘，放進東洋蔘、冰糖，待糖融化後熄火，撈除濾紙袋，即可飲用。

貼心叮嚀：
蓮藕含有抗氧化之多酚類成分，遇到金屬鐵器會起化學反應變黑，最好使用不鏽鋼刀具。

養生小辭典

- 白茅根 補中益氣、除煩熱、消瘀血、利小便、解酒毒。主治肺熱喘急、內熱煩渴、黃疸水腫。

- 蓮藕 含維他命 C 及豐富鐵質，有補血、助眠、清涼退火、涼血散瘀、止渴、開胃、利尿、止咳等功效。

- 地骨皮 傳統中藥多用來治療虛熱、癆熱、肺熱喘咳等症。現代藥學分析，地骨皮具有解熱，特別是清解潮熱的藥理作用，還有降血壓、血糖、抑制病毒和金黃色葡萄球菌等作用。

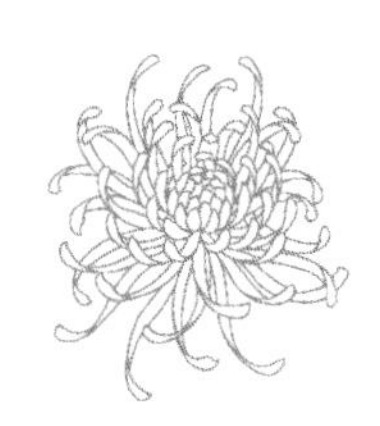

羅漢沙蔘茶

清肺化痰、祛痰止咳

材料：

羅漢果 1 顆、蜜製甘草 6 公克、陳皮 6 公克、南北杏 15 公克、沙蔘 6 公克、水 1000cc

作法：

1 羅漢果、陳皮、南北杏、沙蔘先洗淨，再將羅漢果剖開，去殼留肉。

2 茶壺（或鍋子）中放入所有材料，加水 1000 cc先以大火煮沸後，改小火續煮 60 分鐘，即可飲用。

貼心叮嚀：

1. 這款茶飲適宜長期失聲、聲帶長繭、聲音出不來的人服用，例如老師或愛唱歌的朋友。
2. 羅漢果外殼佈滿細微茸毛，為避免細毛卡到氣管上，造成喉嚨不舒服。使用時可先敲破，裝入濾紙袋中，或剝除外殼再食用，這樣可以避免喉嚨產生搔癢不適感。

養生小辭典

- 羅漢果 別名：假苦瓜、拉漢果、金不換，可清肺化痰潤喉、滑腸通便。羅漢果的甜度等於蔗糖的 300 倍，因此可以做為糖尿病患者天然的糖分來源。羅漢果湯水性質微涼，適合體質微熱的人日常服用，不但能化痰潤燥，還可以止咳通便。

- 蜜炙甘草 補脾益氣、清熱解毒、潤肺止咳，調和諸藥。

- 南北杏 除風散寒，降氣行痰、潤燥消積、下喘治氣。

- 沙蔘 養陰清肺、祛痰止咳。南、北沙蔘功效相近，北沙蔘滋陰作用較好，南沙蔘兼有祛痰之功。

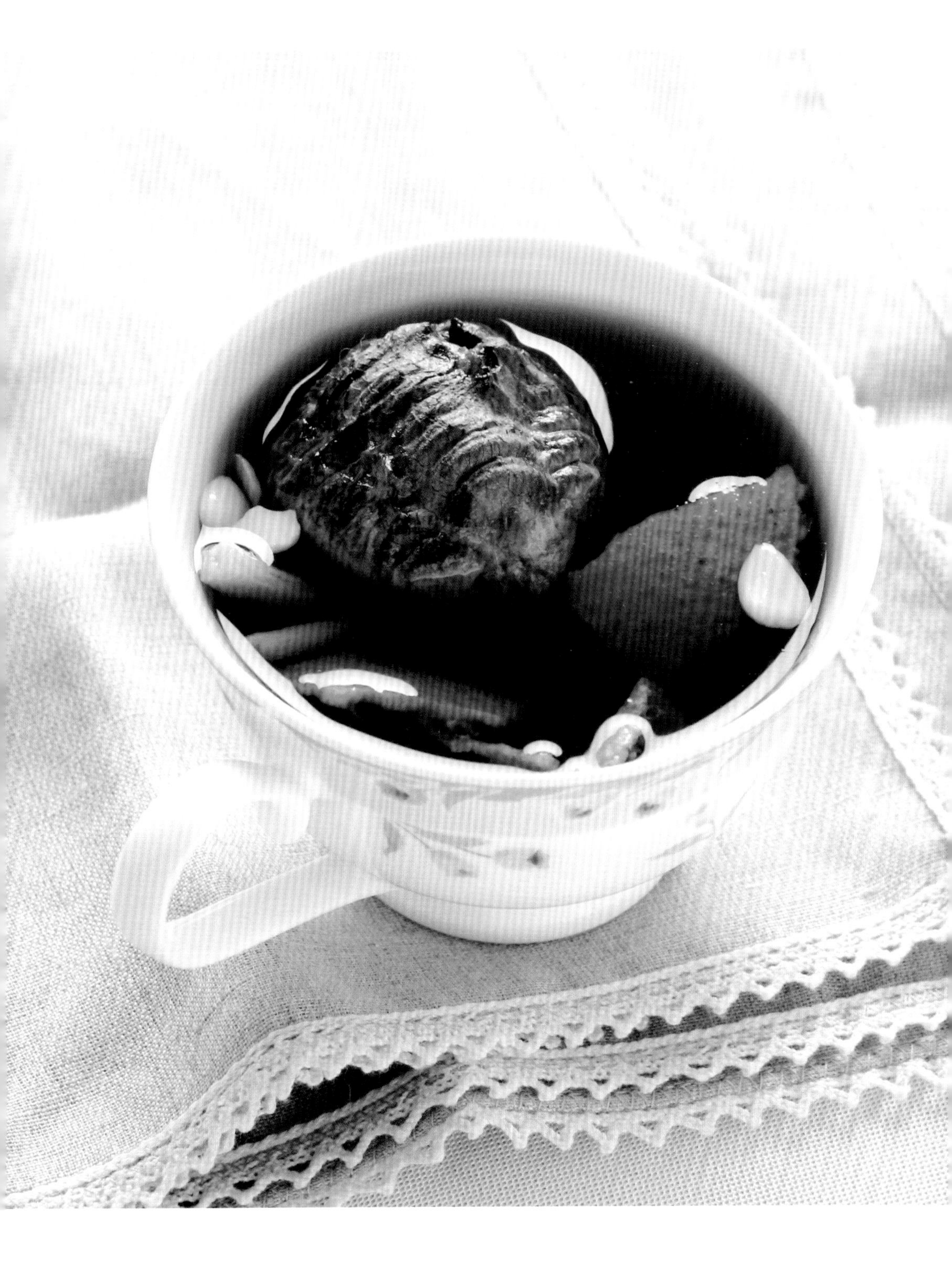

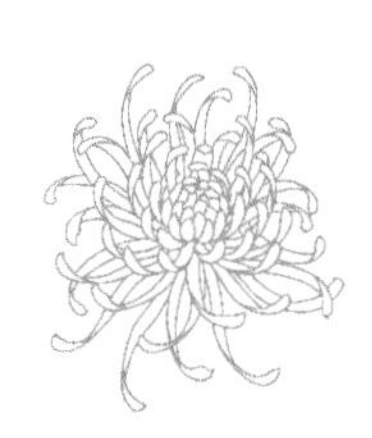

無花果蜜茶

潤肺利咽、清除宿便。適宜想要減重消脂的人飲用

材料：

無花果 7～8 粒、胖大海 3 粒、西洋蔘 4～5 片、蜂蜜少許
水 600 cc

作法：

1 無花果、胖大海洗淨瀝乾，備用。

2 在鍋中放入無花果、胖大海、西洋蔘，倒入清水，用大火將水煮沸後，轉小火煮 3 分鐘後熄火，降溫後加入蜂蜜飲用。

貼心叮嚀：
也可以將材料放入保溫杯，沖入滾水蓋上杯蓋，浸燜 10 分鐘出味後飲用。添加蜂蜜要注意溫度不宜過高，約 60 ～ 70℃以下，以免蜂蜜中的酵素、維生素被高溫破壞。

養生小辭典

- 無花果 滋陰健脾、益胃潤腸、清熱解毒。可修復腸胃，對便秘、腹瀉都有療效。

- 胖大海 又名大海子或通大海（也叫草果），有清肺利咽和潤腸通便等作用。不少人誤以為胖大海是聲帶保健藥品，長期飲用，容易造成脾胃虛寒，甚至消瘦。胖大海對於帶濃稠黃痰的咳嗽、口渴咽痛、失聲、大便乾燥秘結、口苦口臭等熱症，療效頗佳。但氣血陰虛者食用，反而適得其反，老年人應慎用胖大海。

- 西洋蔘 補肺降火、養胃生津。

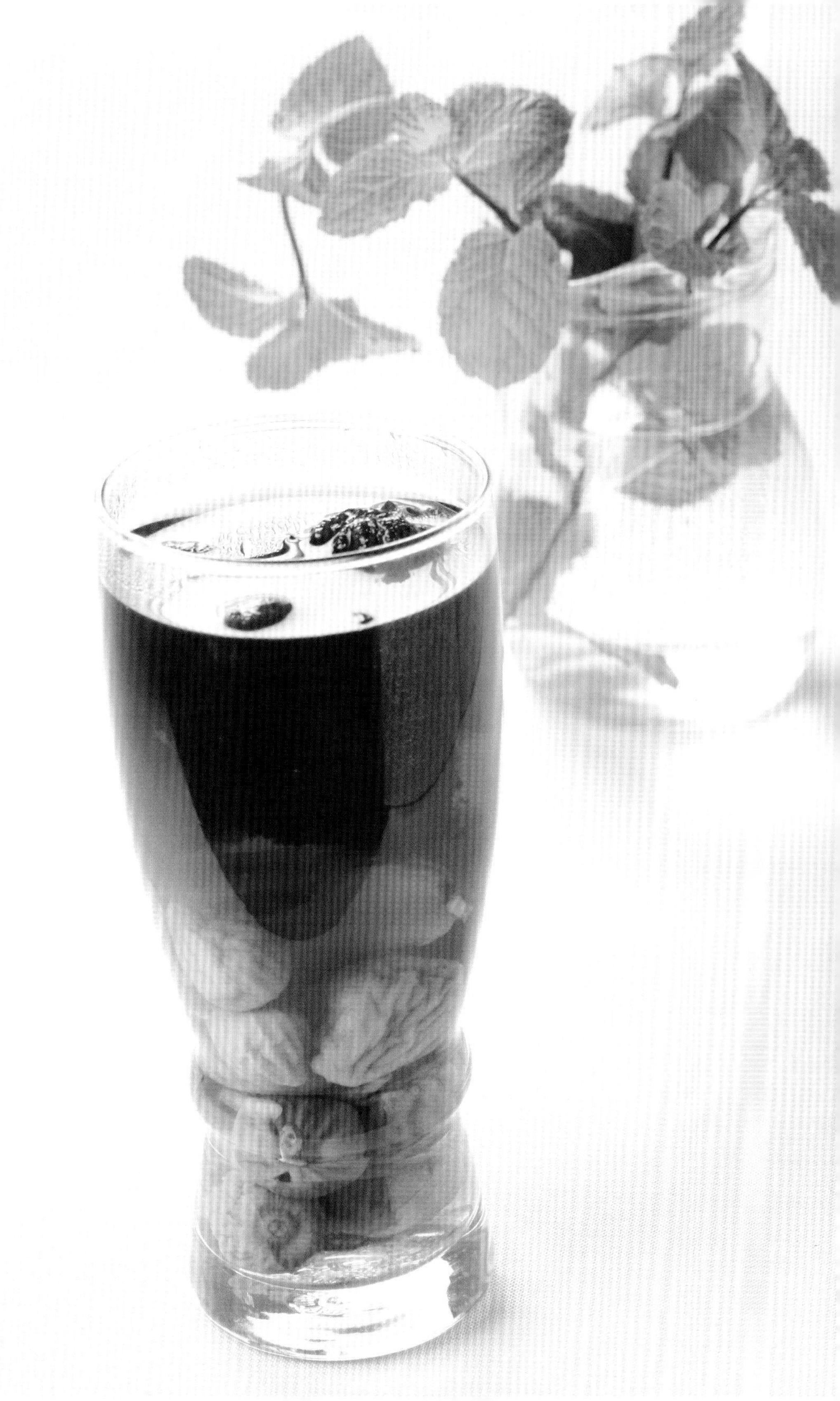

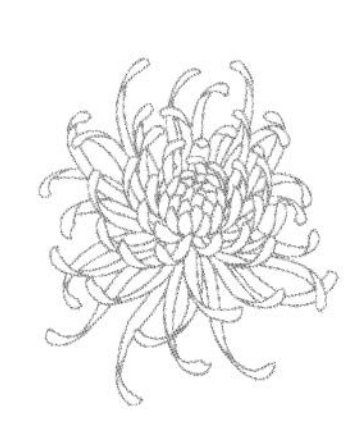

杏仁鮮奶茶

清肺平喘、美容養顏，可瀉除肺熱、疏通宿便

材料：

南北杏 200 公克、鮮奶 1000 cc、冰糖 150 公克、熱水 500 cc

作法：

1 將杏仁洗淨，放入熱水中浸泡 1 小時後，倒入果汁機打成杏仁汁。

2 鍋中倒入杏仁汁開火煮沸，改小火煮 20 分鐘（需不斷輕輕攪拌，以免鍋底燒焦）。

3 用濾網撈除渣屑，加入冰糖拌勻，再倒入鮮奶調勻即可飲用。

養生小辭典

- 杏仁 除風散寒、降氣行痰、潤燥消積。
- 牛奶 鎮靜安神、美容養顏。
- 冰糖 為單糖不易發酵，穩定不易酸化。能保持食材原有風味及口感。

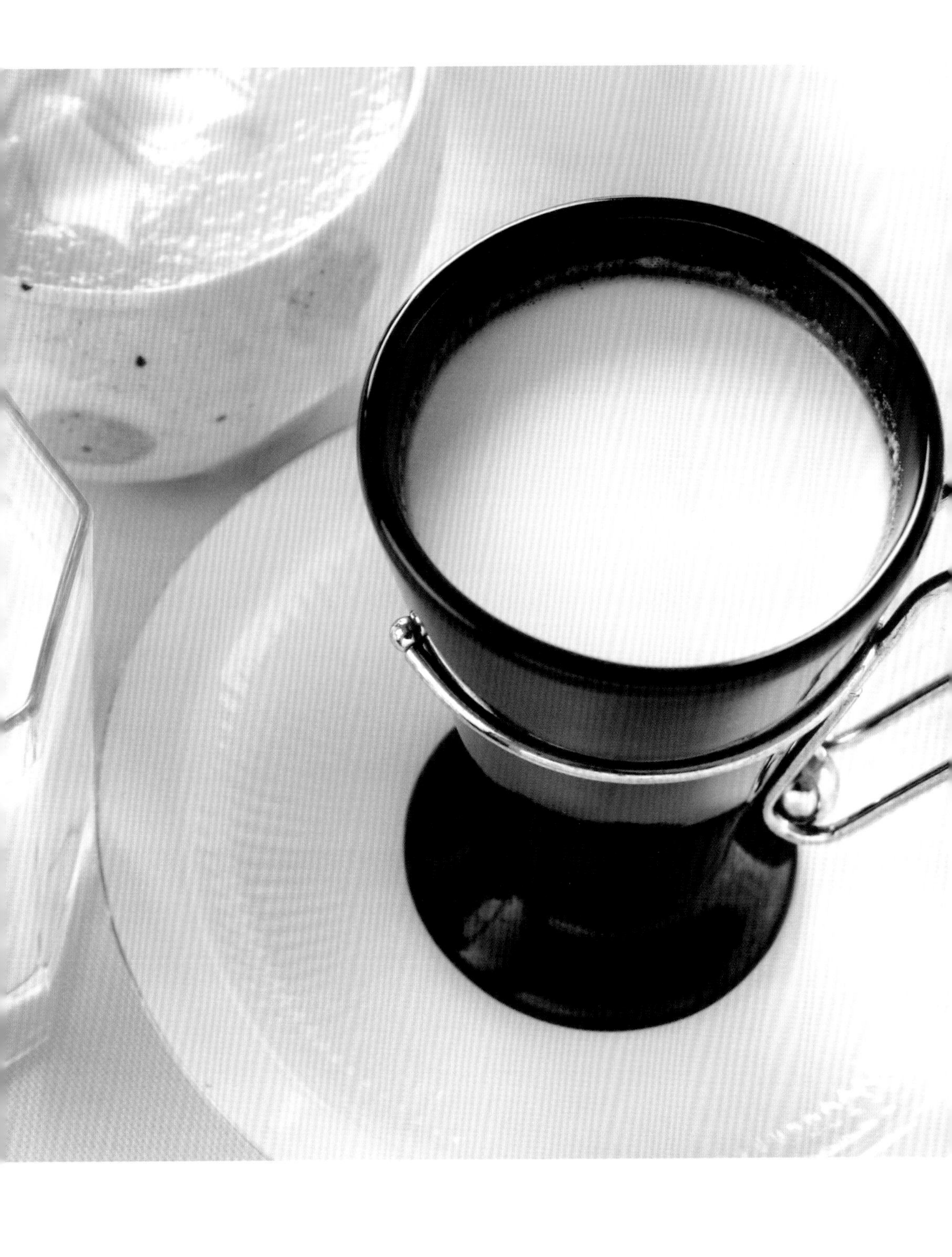

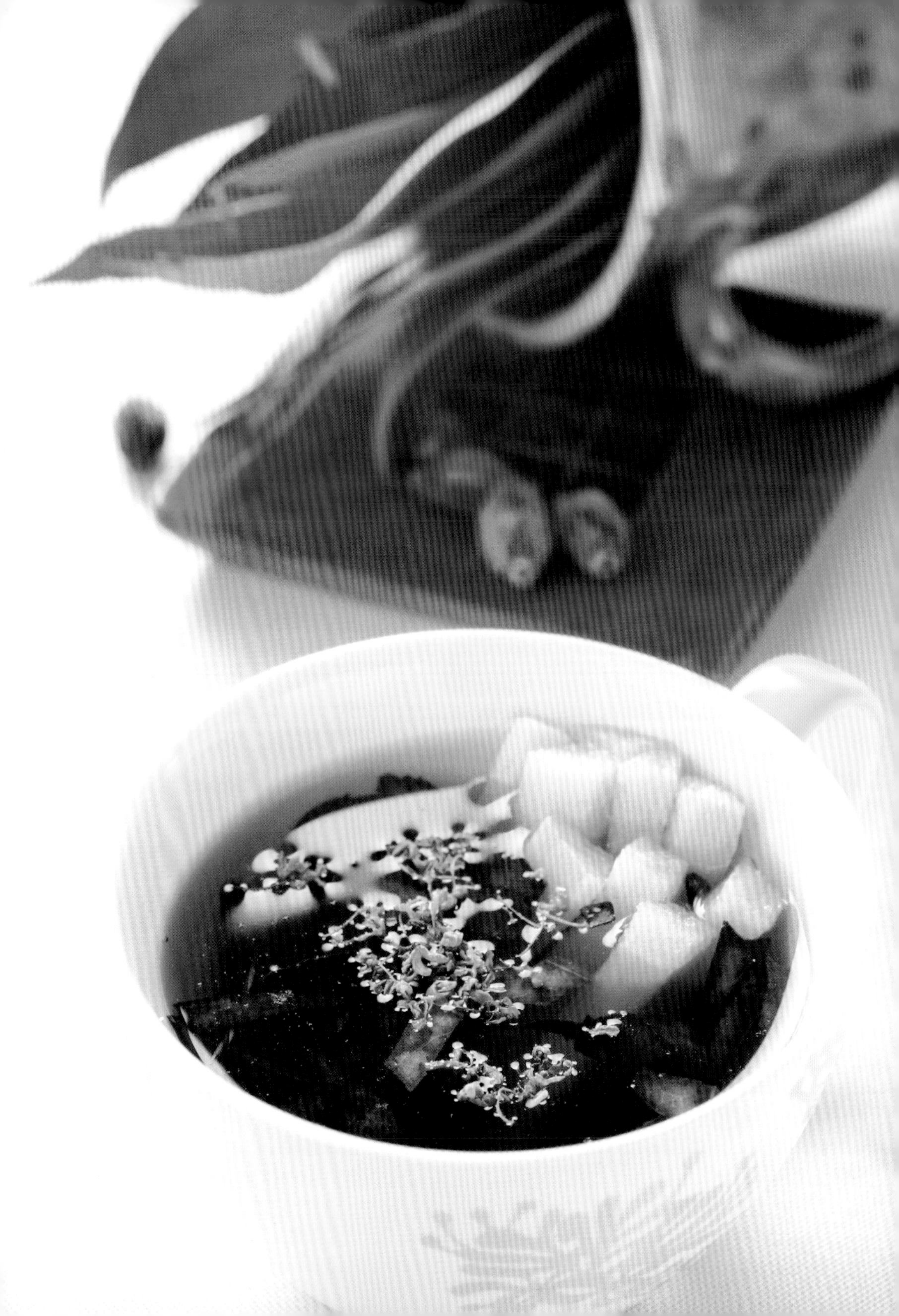

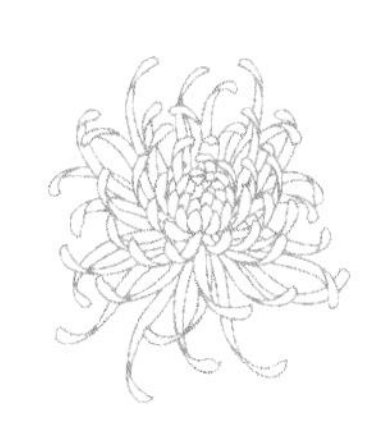

枇杷甘蔗飲

滋陰養肺、生津化痰

材料：

枇杷葉 9 公克 (或新鮮葉片 20 公克)、甘蔗 1 節 (約 100 公克)
桂花 1 小匙、清水 600cc

作法：

1 枇杷葉刷去葉上細毛，切小片，洗淨瀝乾備用。甘蔗去皮，切小塊備用。

2 鍋中放入枇杷葉、甘蔗、清水 600 cc，用大火將水煮沸後，轉小火煮 15 分鐘後熄火，撈除渣屑做為茶底。

3 杯中放入桂花，沖入茶底，靜置 5 分鐘浸泡出味，拌勻即可飲用。

貼心叮嚀：
初期感冒微微咳嗽，喉嚨緊縮的人可多飲此茶，有助抒解徵狀。

養生小辭典

- 枇杷葉 枇杷樹的葉片，葉背有短毛。生用或蜜炙用，具有清肺止咳、和胃止嘔的功效，也有清暑止渴的作用。但不適合寒咳及胃寒作嘔的病人食用。

- 甘蔗 不僅有滋陰養肺、潤燥生津的功效，且能治療與肺有關的疾病，是秋季養生保健的最佳食品。甘蔗是水果中唯一的莖用水果，也是含纖維最多的水果之一。漿汁甜美，有「糖水倉庫」的美譽。

- 桂花 化痰生津、健脾、利腎且有美顏功效。有助鎮定神經，消除憂慮及抗抑鬱的作用。

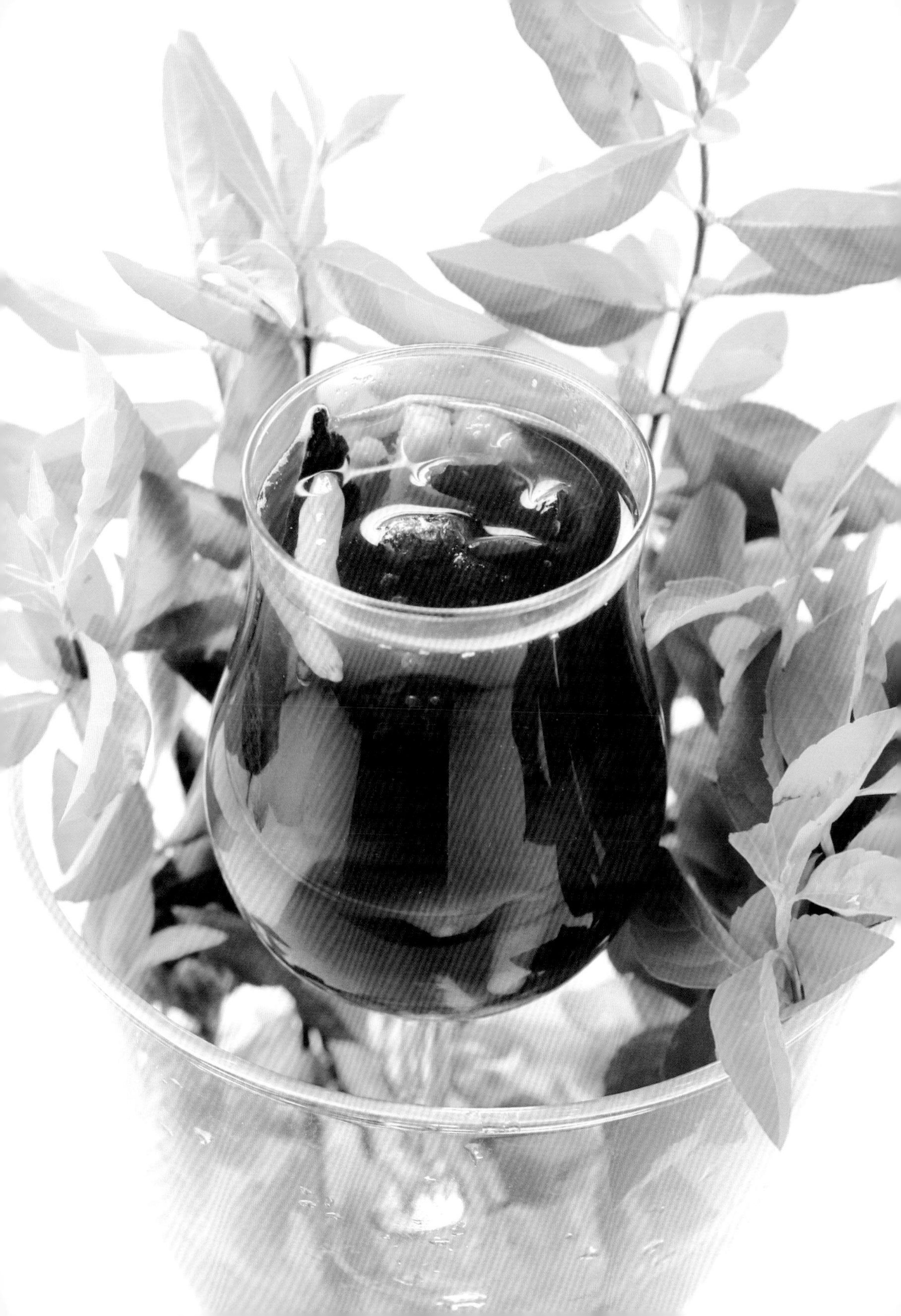

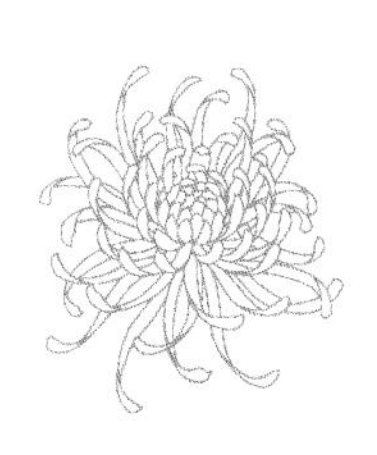

桔梗大海茶

清肺祛痰，補脾益氣

材料：

桔梗 9 公克、胖大海 2 顆、麥冬 6 公克、沙蔘 6 公克
蜜製甘草 2 片。

作法：

1 桔梗、胖大海、麥冬、沙蔘先用冷開水沖淨，備用。

2 所有材料放入保溫杯中，沖入熱開水約 350 cc燜泡 10 分鐘，拌勻即可飲用。

貼心叮嚀：
有志難伸的人，咽喉中經常像有一顆果核卡住，吐不出也嚥不下，一股熱氣滯留喉間，俗稱「梅核氣」，這款茶對消除梅核氣很有幫助。

養生小辭典

- 桔梗 主治咳嗽痰多、胸悶不暢、咽喉腫痛、失聲、便秘等症狀。
- 胖大海 又名大海子或通大海（也叫草果），味甘淡、性寒，可清肺利咽、潤腸通便。
- 麥冬 養胃生津、助消化、抗菌解毒。麥冬含多量黏液質和葡萄糖，對肝膽有補益功效，可保護肝臟細胞。
- 沙蔘 可治肺熱燥咳、虛癆久咳、陰傷咽乾、喉痛、口渴。
- 蜜製甘草 補脾益氣、清熱解毒、潤肺止咳，調和諸藥。

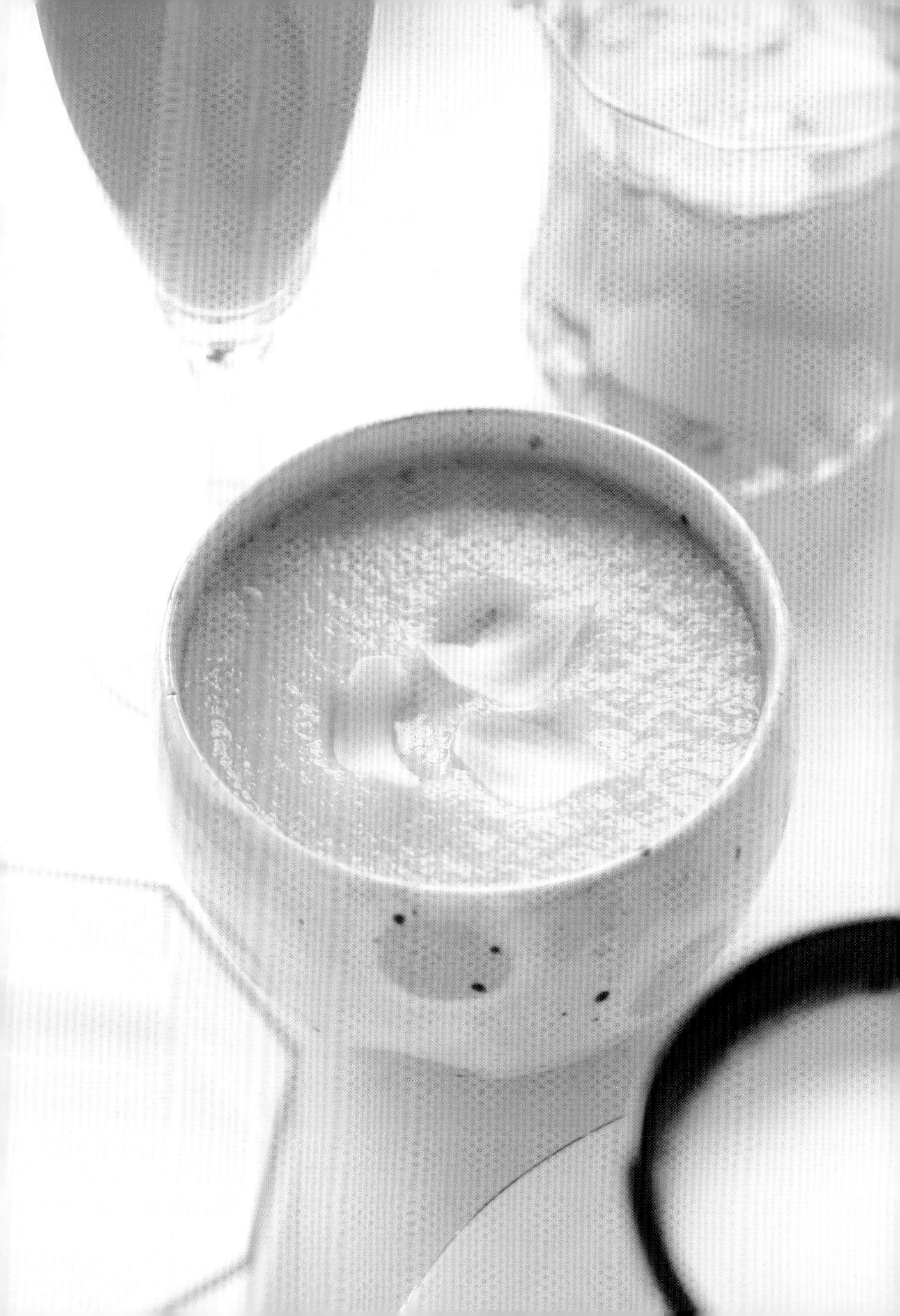

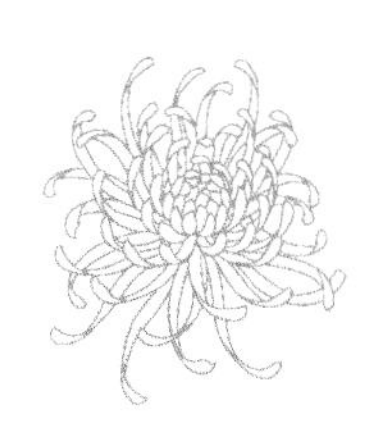

南瓜百合飲

益氣斂肺、養陰生津、清除宿便

材料：

南瓜 500 公克、鮮百合 100 公克、水梨 1/2 顆、冰糖 120 公克
溫開水 1000 cc

作法：

1. 南瓜洗乾淨，去皮切大塊；百合每一片剝開洗淨，放入電鍋蒸至熟軟，備用。
2. 水梨去皮除籽，切塊備用。
3. 將南瓜肉、百合、水梨、冰糖及溫開水一起放入果汁機中，打成南瓜汁飲用。

養生小辭典

- 南瓜 補中益氣、益心斂肺、消炎止痛。南瓜中含有甘露醇等物質，具有很好的清除宿便作用。
- 百合 鎮咳、平喘、止血、潤肺，寧心，益氣調中。
- 水梨 潤肺、消痰、解毒、清熱、降火、涼心，主治熱病煩渴、支氣管炎等。
- 冰糖 養陰生津，潤肺止咳。對肺燥咳嗽、乾咳無痰、咯痰帶血都有很好的輔助治療作用。

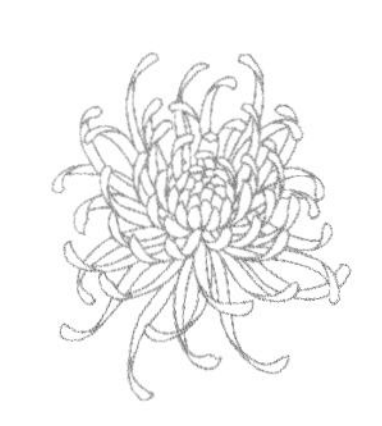

人蔘枸杞茶

益氣健脾、降氣開鬱、生津止渴

材料：

人蔘鬚 12 公克、枸杞 6 公克、陳皮 3 公克、紫蘇葉 6 公克
冰糖適量

作法：

1 先將所有材料 (冰糖除外)，用冷開水沖洗乾淨，備用。

2 茶壺中放入所有材料，加入熱開水 500 cc燜泡 10 分鐘後拌勻，去渣倒出茶汁飲用。

貼心叮嚀：
這款茶飲特別適合久用電腦、耗損眼力、熬夜、抽煙，且胸中氣不足痰多的人飲用。

養生小辭典

- 蔘鬚 大補元氣、補肺益脾、生津、安神。大陸研究發現，蔘鬚中的人蔘皂苷成分不比蔘體少，只是重量輕，所以用量要多。

- 枸杞 補精血、益肝腎、明目，可駐顏防老、延年益壽。現代醫學研究報導枸杞具有降血糖、降膽固醇、促進造血功能、調節免疫力功能、保肝和延緩老化。

- 陳皮 消痰、止咳、化食去肥膩。

- 紫蘇 散寒理氣、發汗解熱。可解除胸悶、腹脹。

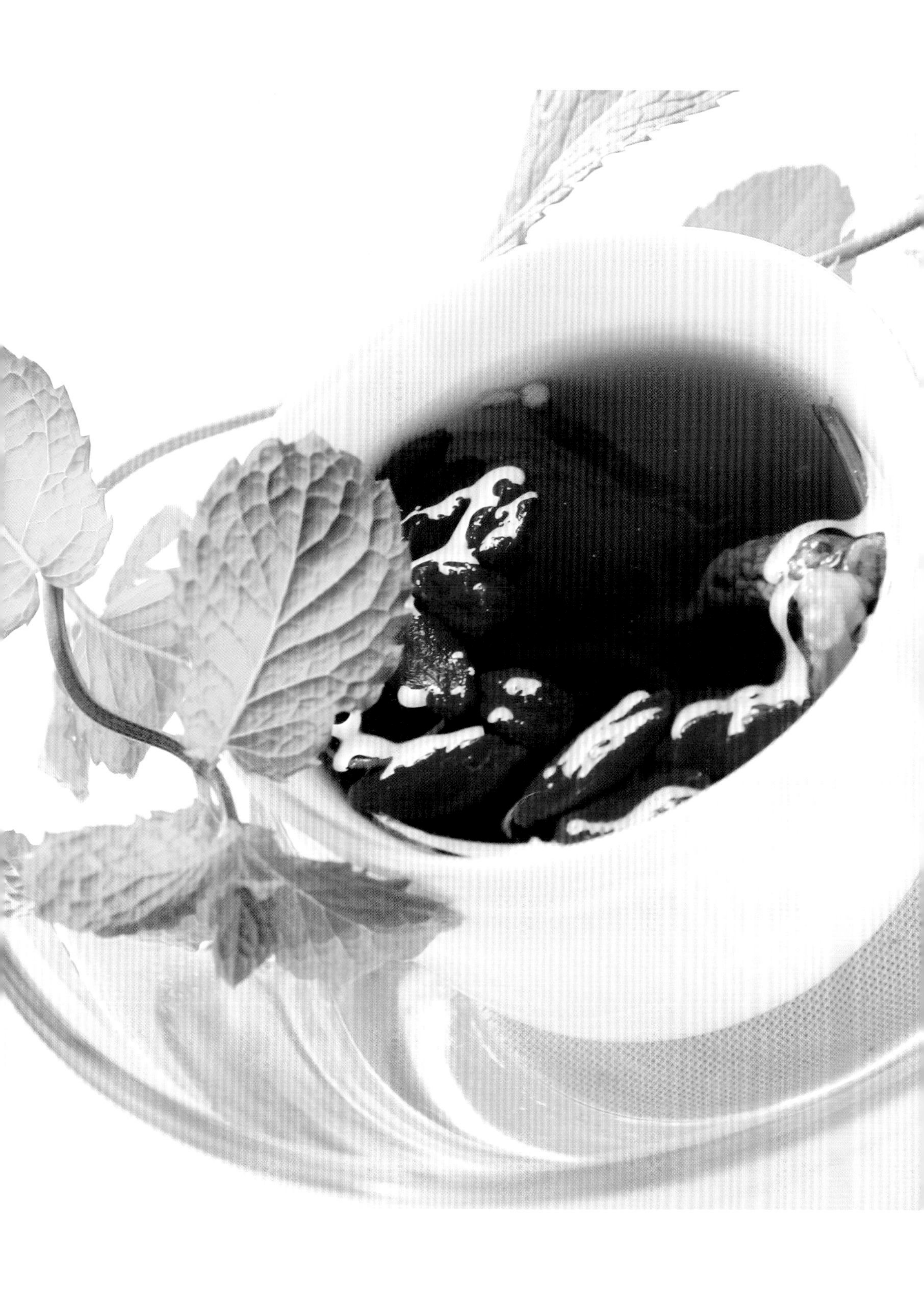

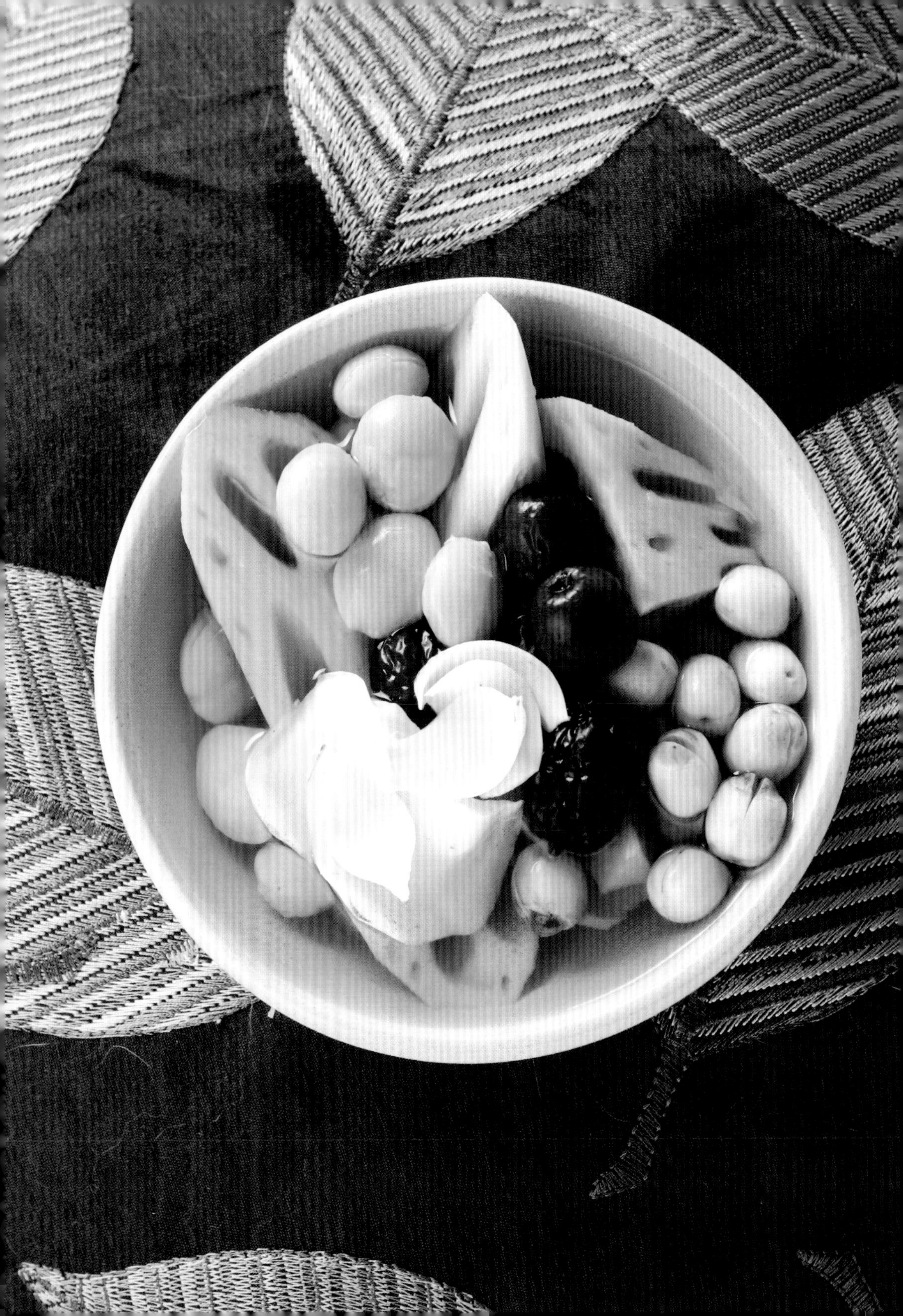

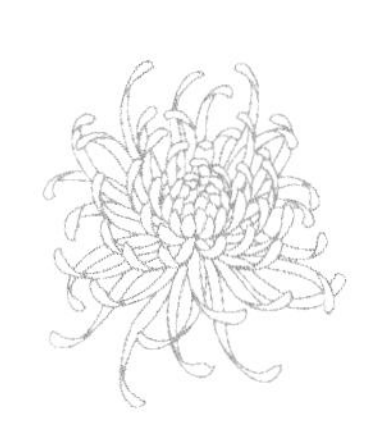

雙蓮百合飲

甘溫補肺、通經絡、涼血益氣、清心寧神

材料：

鮮蓮子 100 公克、鮮蓮藕 300 公克、鮮百合 50 公克、
白果 30 公克、紅棗 10 粒、冰糖 100 公克

作法：

1 蓮子、蓮藕、百合、紅棗洗淨後，蓮子去芯、蓮藕切小塊；百合一片片剝開、紅棗去籽，備用。

2 白果洗淨放入鍋中，用糖水以小火煮 40 分鐘，去除苦味備用。

3 鍋中放入蓮藕及清水 1500 cc，先開大火煮沸後，轉小火續煮 120 分鐘，撈除藕渣留湯。

4 再放入蓮子、百合、白果、紅棗煮 10 分鐘後熄火，加入冰糖拌勻即可食用。

貼心叮嚀：
神經質容易心悸的人經常飲用，有助穩定情緒。

養生小辭典

- 蓮子 健脾止瀉，可降心火，促使精神安定，常用來治療心悸失眠，不過便秘時不宜多吃蓮子。

- 蓮藕 含維他命 C 及豐富鐵質，可補血、助眠、清涼退火、涼血散瘀。

- 百合 潤肺寧心、清熱止嗽、益氣調中。中醫常用百合來止血、活血、清肺潤燥、滋陰清熱、理脾健胃。

- 白果 銀杏的俗稱，果仁可供熟食，含有白果醇、白果酸，具有殺菌功能，可化痰、止咳、補肺、通經、利尿。

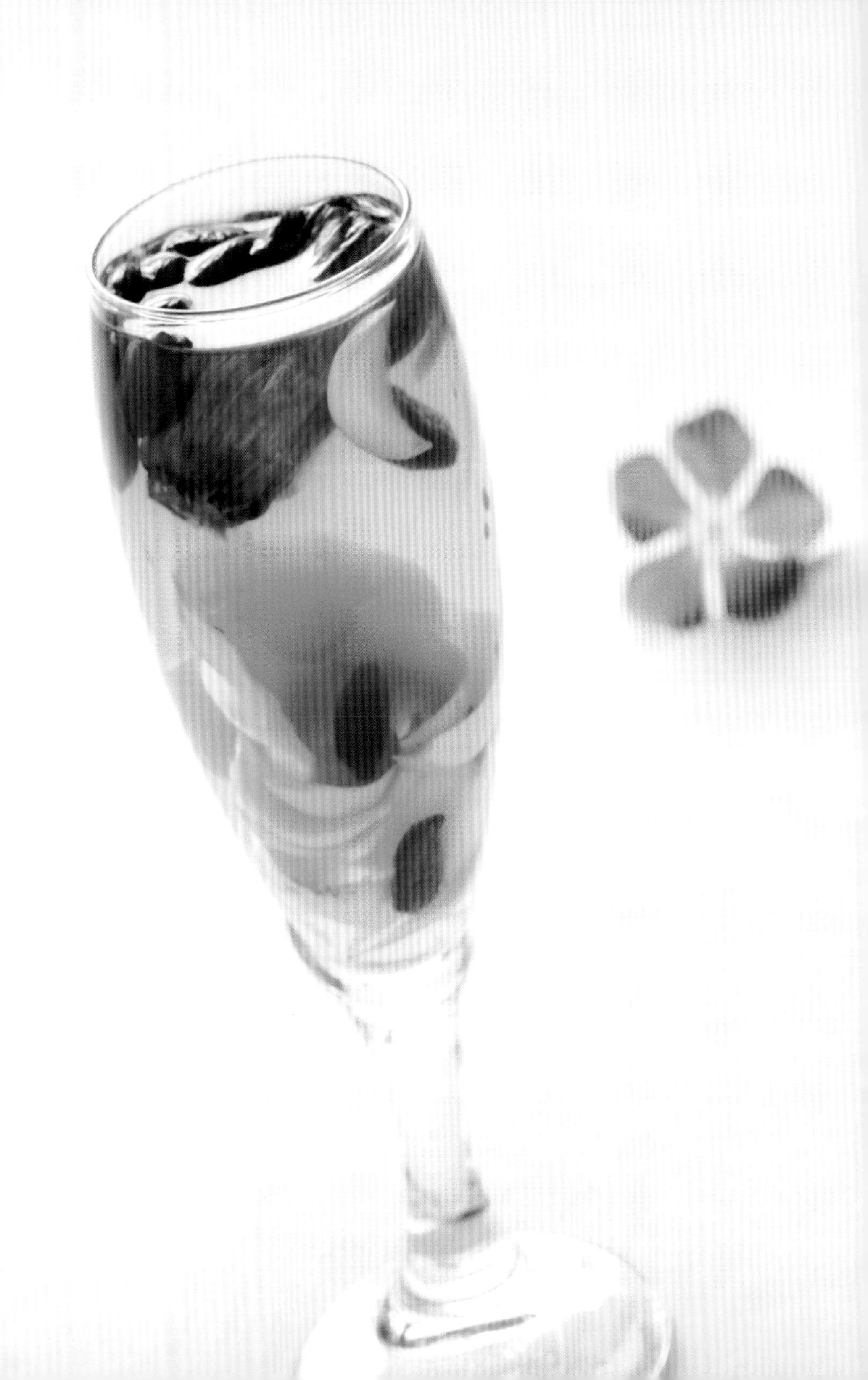

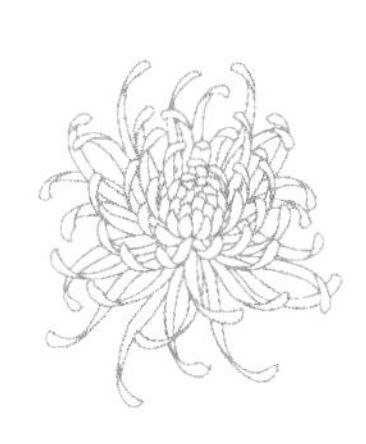

百合蓮花茶

潤肺寧心，益氣調中

材料：

新鮮百合 30 公克、香水蓮花 2 朵、枸杞 6 公克、冰糖 15 公克

作法：

1 百合洗淨放入鍋中，加清水 500 cc 煮滾，改小火續煮 3 分鐘後熄火。

2 在茶杯中放入蓮花、枸杞及冰糖，再倒入百合與湯汁拌勻，稍待 5 分鐘後，即可飲用。

貼心叮嚀：經常胸悶憂燥的人，可適量多飲用。

養生小辭典

- 百合 潤肺寧心、清熱止嗽、益氣調中。
- 蓮花 在花朵尚未綻放時採下，加以烘乾，製成的蓮花茶氣味清香，開胃止渴、清涼降火。
- 枸杞 補精血、益肝腎、明目，可駐顏防老、延年益壽。現代醫學研究報導枸杞具有降血糖、降膽固醇、促進造血功能、調節免疫力功能、保肝和延緩老化。

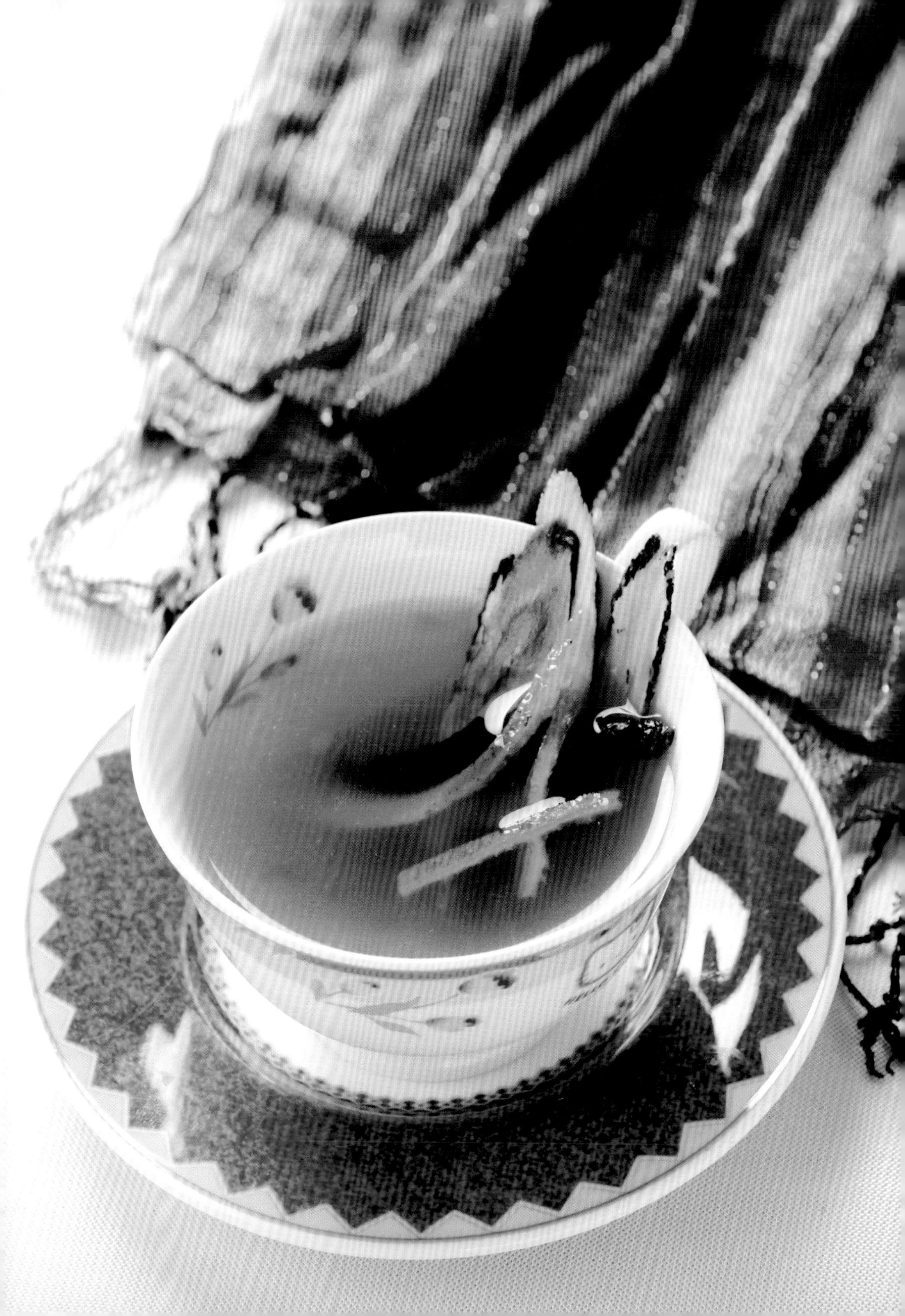

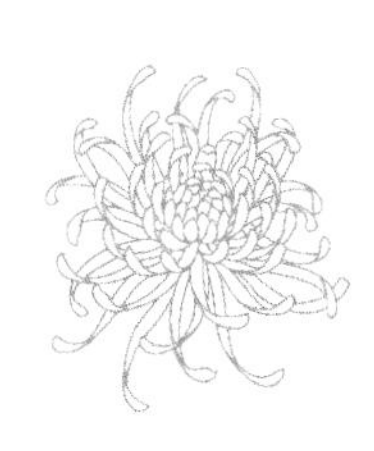

柚子玄蔘茶

理氣化痰、潤肺清腸

材料：

市售韓國蜂蜜柚子茶果醬 35 公克 (1 大匙)、玄蔘 6 公克
黃耆 6 公克、開水 300 cc

作法：

1 先將玄蔘用冷開水洗淨，備用。

2 在茶杯中放入柚子茶果醬、玄蔘、黃耆，倒入熱開水拌勻，燜泡 5 分鐘即可飲用。

貼心叮嚀：有助降血脂、血壓和血糖，「三高」患者可酌量多飲用。

養生小辭典

- 柚子 含非常豐富的維他命 C 和柚子酸，維他命 C 含量是檸檬和臍橙的 3 倍。柚子皮順氣、去油解膩，是清火的上品，長期食用還有助美容。柚子品種很多，韓國南部所產的黃金柚，清香獨特，具有理氣化痰、潤肺清腸、補血健脾等功效。

- 玄蔘 又名元蔘。是玄蔘科植物。清熱涼血，瀉火解毒，可降血壓及血糖。

- 黃耆 生津，能增強正常心臟的收縮，抑制發汗過多。

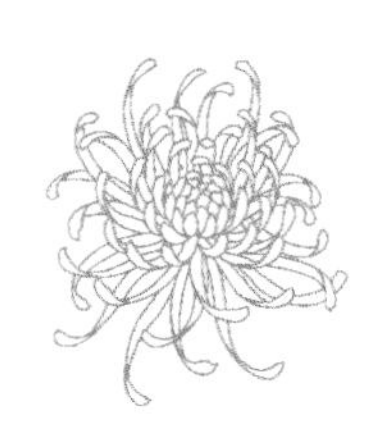

金桔檸檬綠茶

理氣解鬱、化痰止渴、消食醒酒

材料：

金桔 8~9 顆、檸檬 1/2 顆、綠茶 1 包、酸梅 2 顆、冰糖 25 公克
水 400 cc

作法：

1 金桔洗淨，連皮切開；檸檬切片，備用。

2 在鍋中放入金桔、檸檬及水煮沸，加入冰糖拌勻做為茶底，等茶水溫度降至 60 ～ 70℃。

3 在茶杯中放入綠茶包、酸梅，再倒入茶底沖泡，等 3~5 分鐘後稍加攪拌即可飲用。

貼心叮嚀：綠茶屬於未發酵茶，維生素 C 含量較高，但維生素 C 不耐高溫，因此要等降溫後沖入。

養生小辭典

- 金桔 80% 的維生素C都存於果皮中，果皮對肝臟的解毒功能、眼睛養護、免疫系統保健都有很好的功效。有助理氣解鬱、化痰止咳、消食醒酒。

- 檸檬 含有豐富的檸檬酸，被譽為「檸檬酸倉庫」。可防治心血管疾病。新鮮檸檬的維生素C含量豐富，能防止和消除皮膚色素沉著，具有美白作用。

- 綠茶 茶葉中所含的多酚類成份（Polyphenols）及抗氧化性維他命（Antioxidant Vitamins）能夠延緩老化、降低高血脂和高血壓、增進口腔健康及預防感冒等。綠茶是未發酵茶，維生素保留量較高，但維他命C不耐高溫，所以泡茶水溫不宜太高。

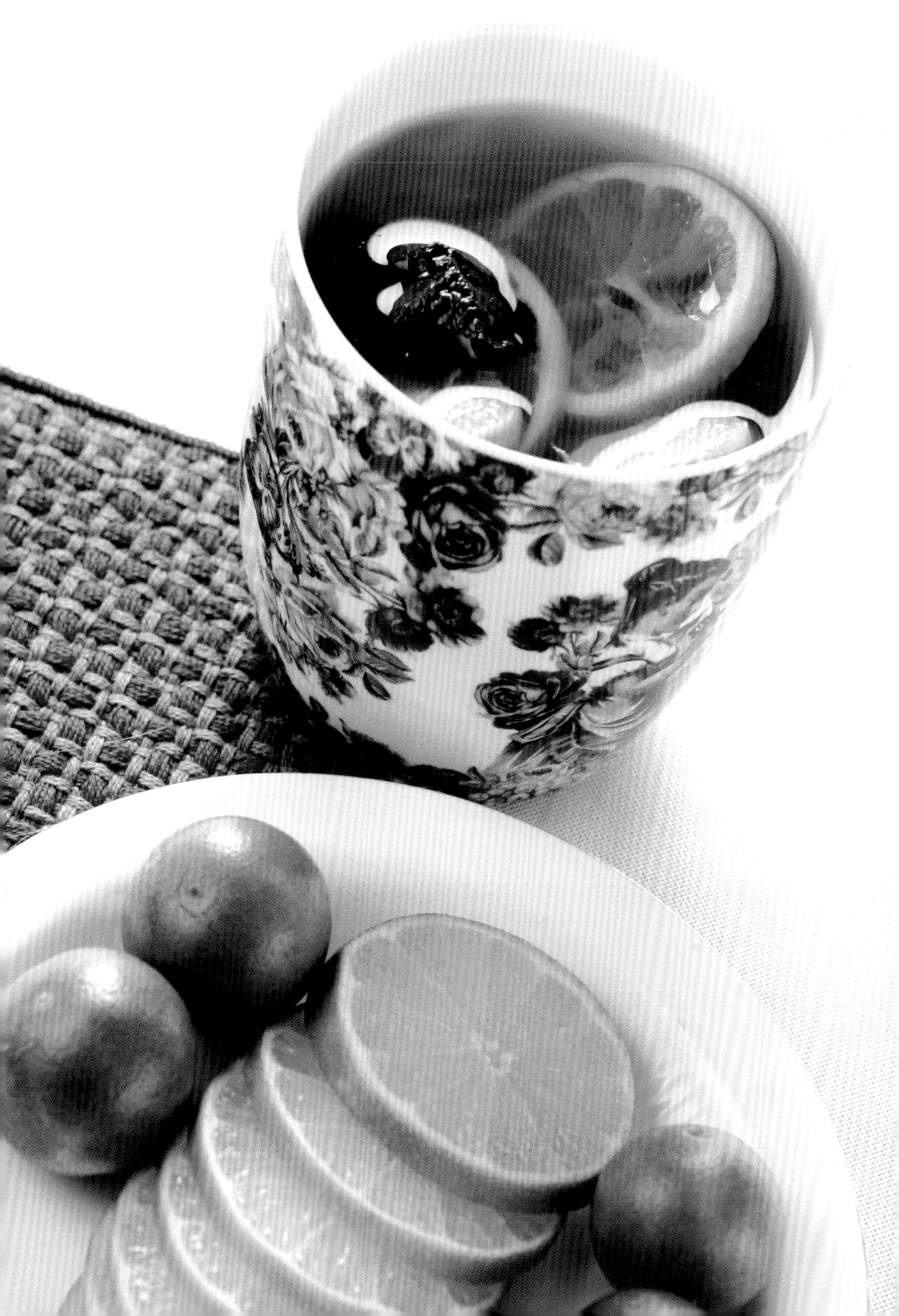

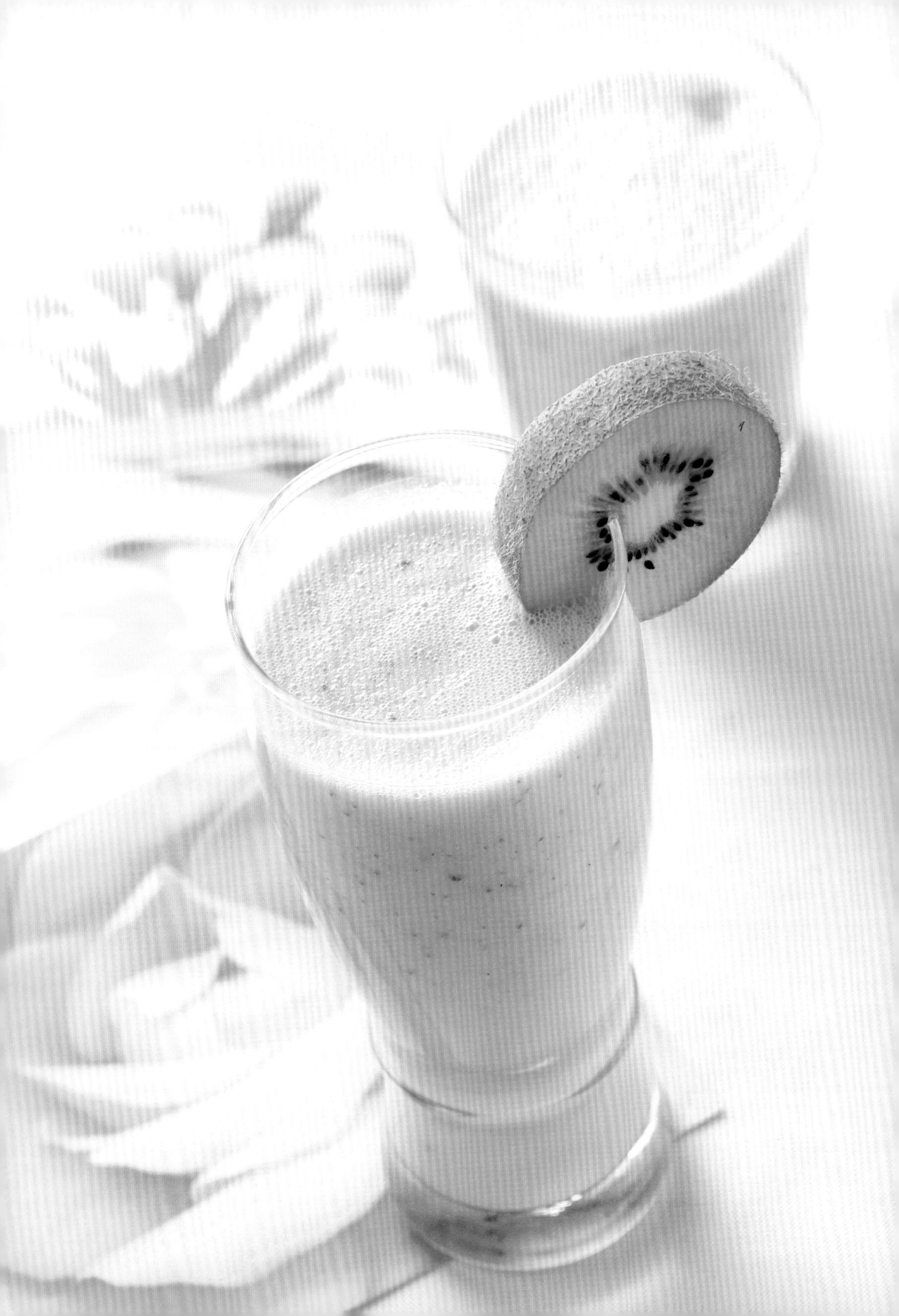

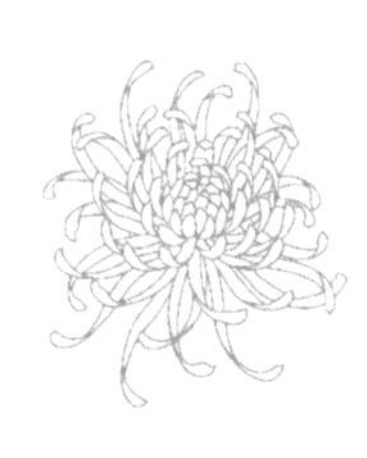

蘋果蔓越莓飲

益心斂肺、解熱止渴、預防心血管疾病、
骨質疏鬆及攝護腺肥大

材料：

蘋果1顆、蔓越莓50公克、奇異果1顆、冰糖60公克、
原味優格300 cc、冷開水150 cc

作法：

1 蘋果、奇異果分別剁洗淨削皮切塊，備用。

2 將所有材料放入果汁機杯中，一起打拌成果汁。

養生小辭典

- 蘋果 外號「智慧果」及「記憶果」，能幫助消化體內高油脂食物，有抗癌、預防中風、排毒養顏、治療便秘及預防心血管疾病、骨質疏鬆等症狀。

- 蔓越莓 俗稱小紅莓，含豐富的維他命A、C及原花青色素，是一種超強的抗氧化劑，能去除自由基，是很好的抗癌水果。其中所含特殊的馬尿酸成分，能殺死附著於尿道、膀胱、腎臟及前列腺等泌尿系統的有害病毒、念珠菌及細菌，有助溶解草酸鈣，預防腎結石。

- 奇異果 維他命C含量極為豐富，可降低血脂、防治高血壓，並能預防心血管疾病、尿路結石與癌症。

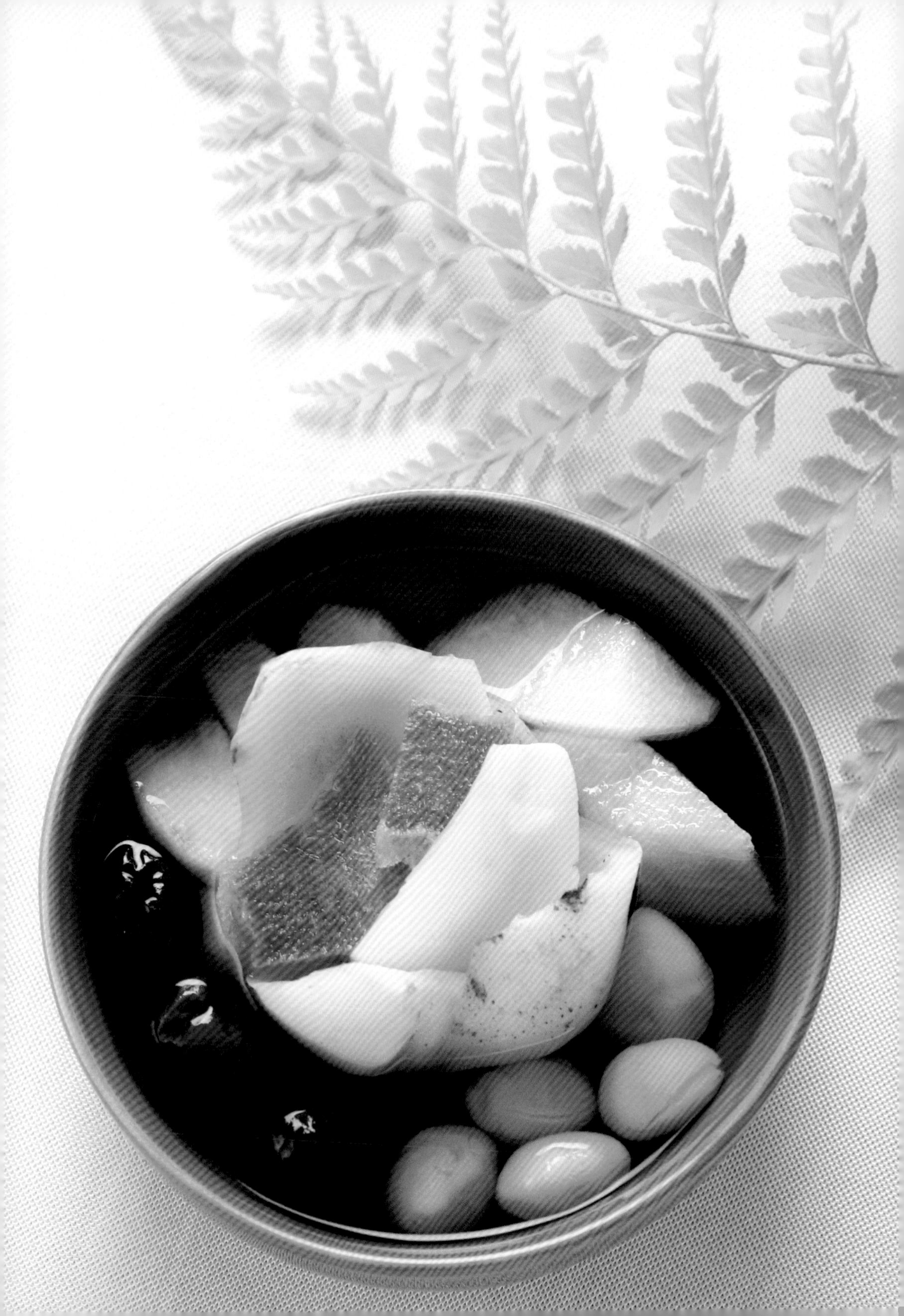

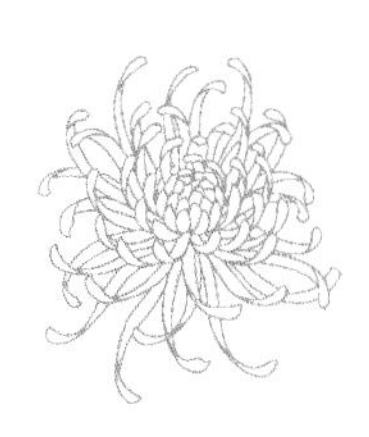

洋蔘雪梨湯

潤肺清熱、平喘止咳、順氣治逆

材料：

百合 1/2 顆、水梨 1 粒、紅棗 12 粒、白果 10 粒、陳皮 1 小塊
冰糖 15 公克

作法：

1 白果洗淨放入鍋中，用糖水以小火煮 40 分鐘，去除苦味備用。

2 百合剝開洗淨；水梨去皮洗淨，切成小塊；紅棗、陳皮洗淨瀝乾，備用。

3 燉盅中放入所有材料，放入電鍋燉煮 30 分鐘即可食用。

養生小辭典

- 百合 清熱止嗽，益氣調中。百合具有明顯的鎮咳、平喘、止血作用，並能增加免疫功能活性。

- 水梨 秋天應時的水果，具有平喘與止咳功效，能潤肺與滋潤支氣管，秋天多風乾燥，肺部容易受寒，水梨是秋季應經常食用的水果。

- 白果 含白果醇、白果酸，具有殺菌功能，可化痰、止咳、補肺、通經、利尿。

- 陳皮 理氣健脾，消痰止咳，並具有解毒、潤腸等功效。

- 紅棗 能使血中含氧量增強、滋養全身細胞。並有補中益氣、養血安神、緩和藥性的功能。

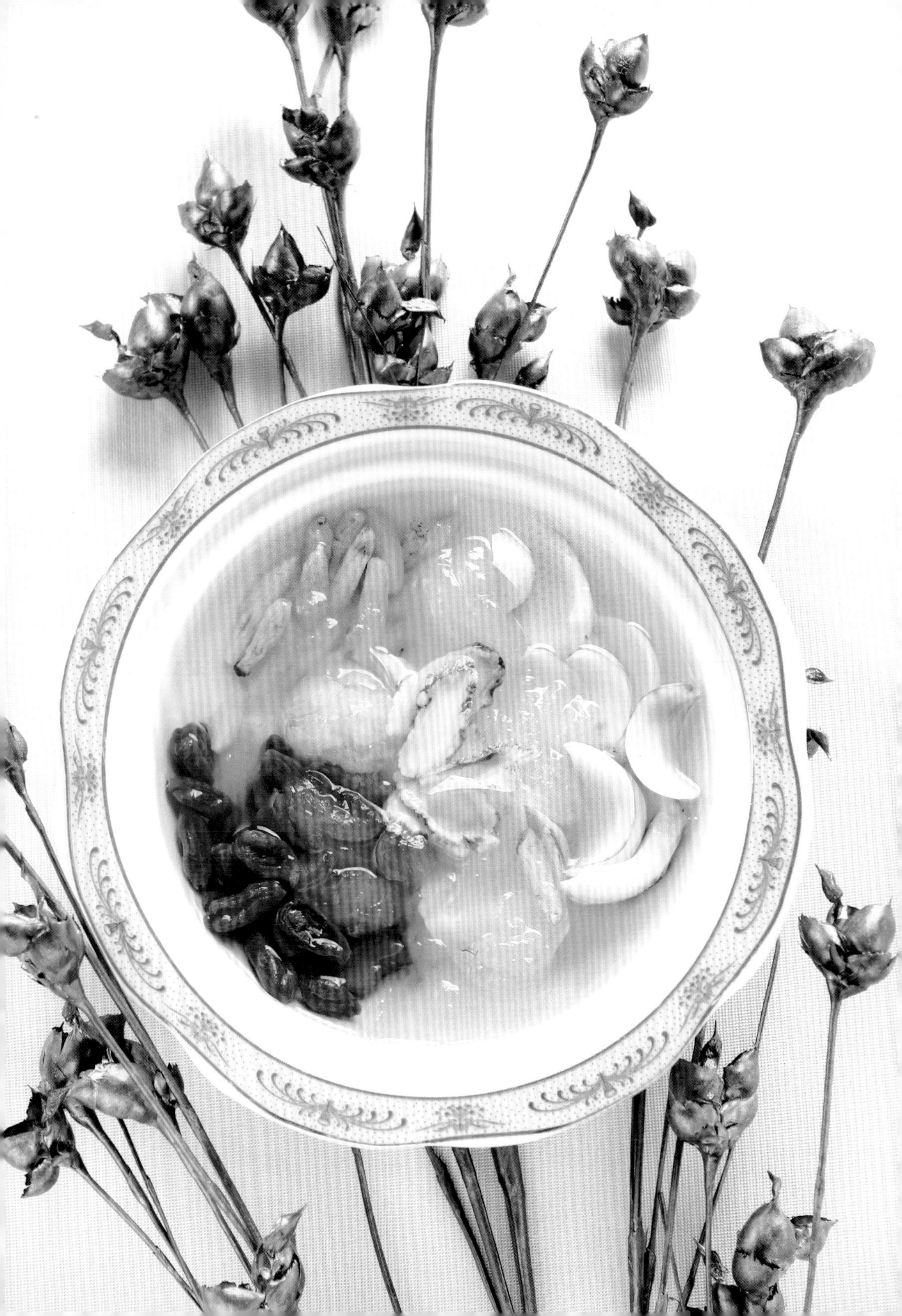

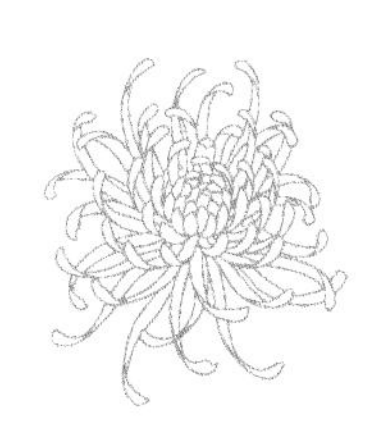

百合雪蛤湯

養陰潤肺、補腎益精、美白養顏、滋潤肌膚

材料：

雪蛤 15 公克、西洋蔘 10 公克、麥冬 10 公克、鮮百合 1/2 顆、枸杞 10 公克、冰糖 20 公克

作法：

1 雪蛤先用溫水浸泡 4 小時以上，使其膨脹軟化，挑除雜質，再用清水沖淨。

2 百合剝開洗淨；麥冬、枸杞分別洗淨瀝乾，備用。

3 燉盅中放入所有材料和清水 600 cc，放入電鍋（外鍋放入 2 杯水）蓋上鍋蓋，燉煮約 30 分鐘。

養生小辭典

- 雪蛤 又名蛤士蟆。產於中國東北寒帶地區，以人蔘果、葉為主食，是極為珍貴的林蛙。性溫味甘，具有滋補強身、養顏美容之效。
- 西洋蔘 又名粉光蔘、花旗蔘。能補肺降火、養胃生津。目前知道有強化心肌、防止老化，平衡血壓和血糖、改善糖尿病、調節免疫功能。
- 百合 清熱止嗽，益氣調中。百合具有明顯的鎮咳、平喘、止血作用，並能增加免疫功能活性。
- 麥冬 養陰潤肺、清心除煩、益胃生津。
- 枸杞 現代醫學研究枸杞具有降血糖、膽固醇、促進造血功能，並能保肝、增強抗病能力。

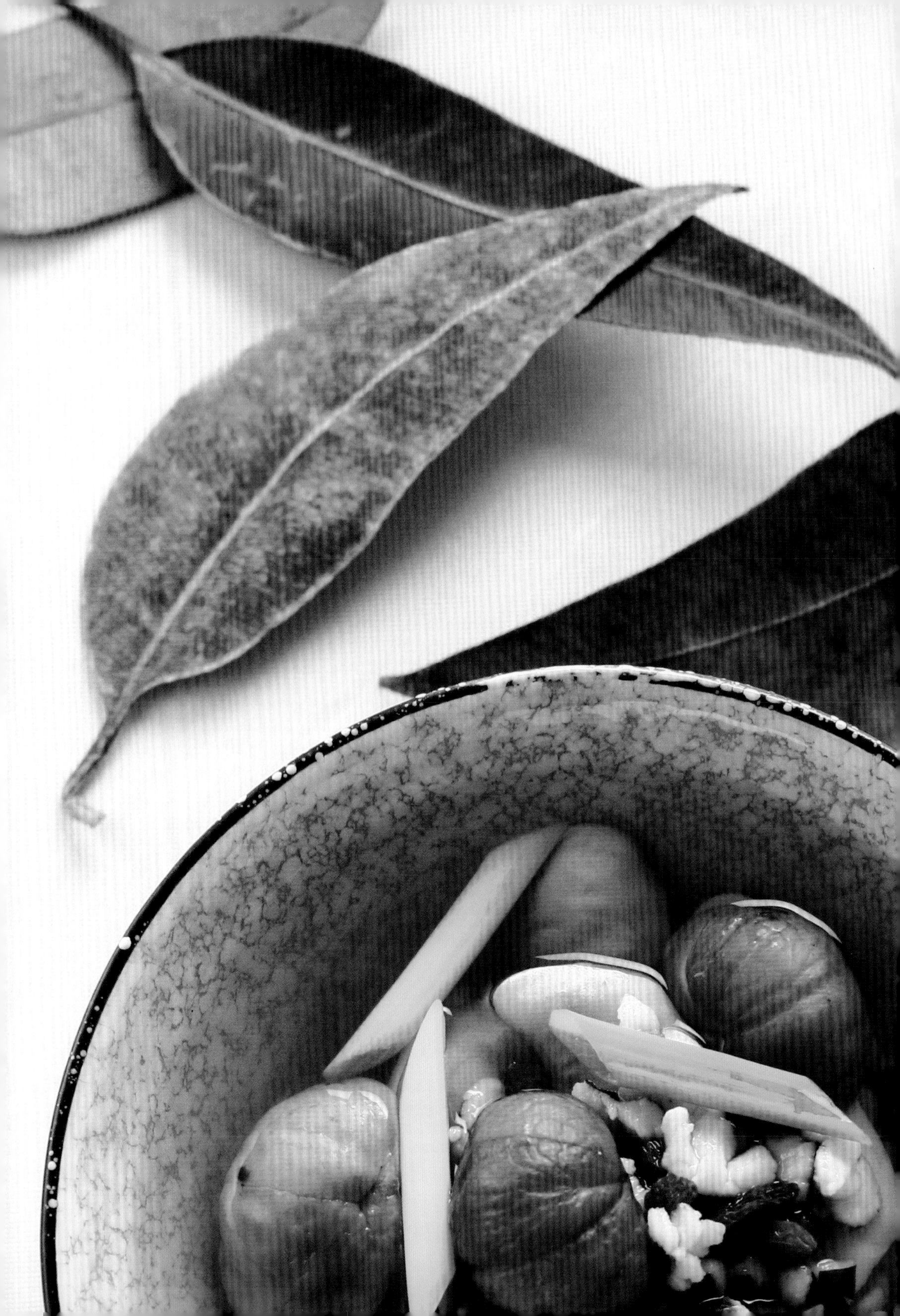

秋天喝好湯。蔬食

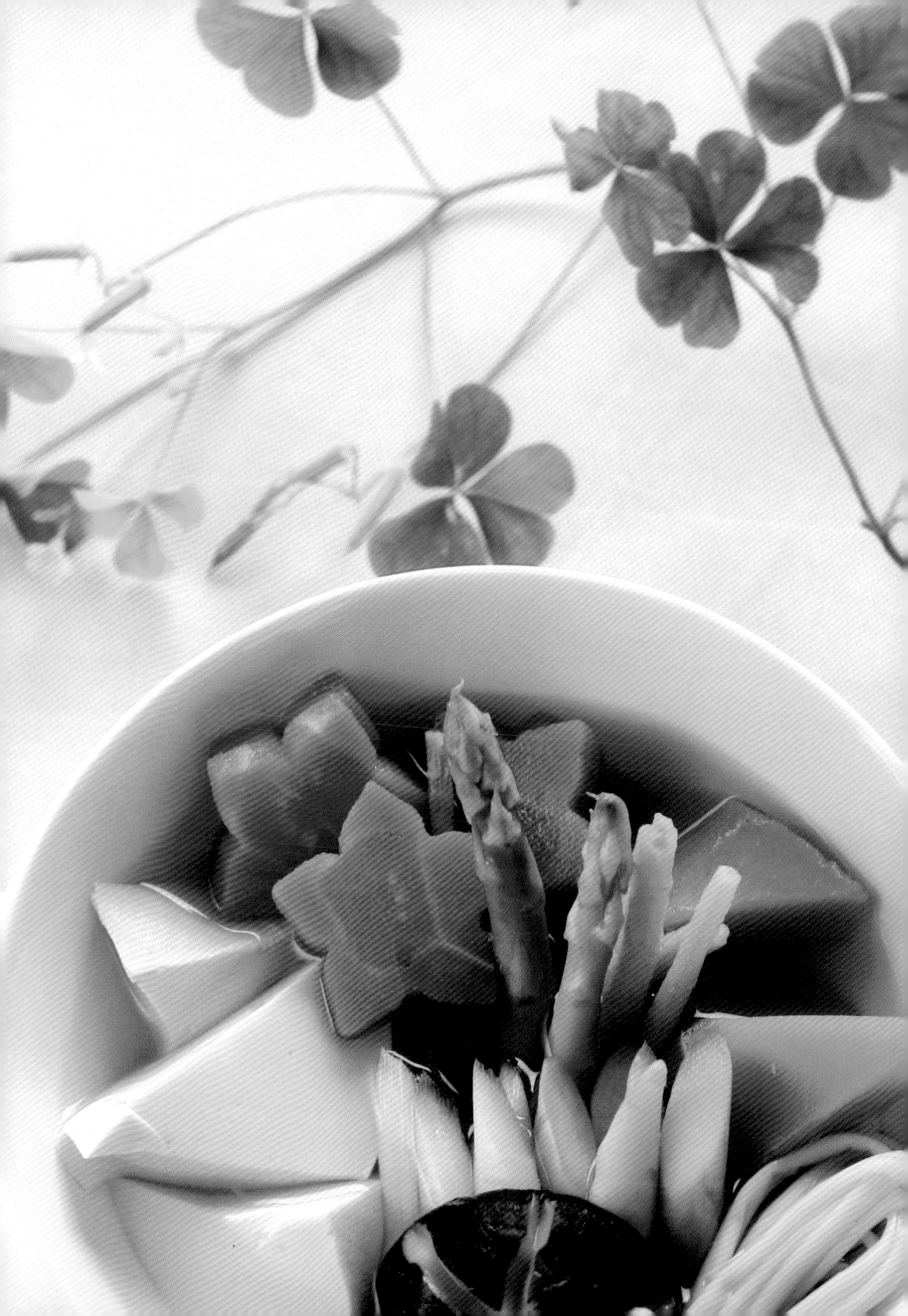

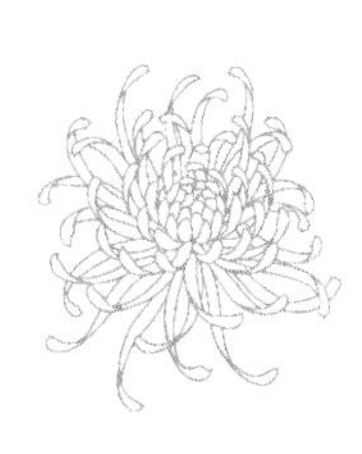

五色沙蔘豆腐湯

益心斂肺、養陰清肺、祛痰止咳、調節免疫功能

材料：

沙蔘 12 公克、香菇 6 朵、金針菇 100 公克
南瓜 1/4 顆(約 200 公克)、蘆筍 100 公克、胡蘿蔔少許
豆腐 1 塊、素高湯 1000cc（做法請參考第 9 頁蔬果高湯）

調味料：鹽適量、冰糖、香油各少許

作法：

1 沙蔘用濾紙袋裝起來；豆腐洗淨切塊，備用。

2 香菇洗淨，泡軟後去蒂；南瓜洗淨，切塊；蘆筍洗淨，切段備用。

3 鍋中加入沙蔘、香菇、南瓜、胡蘿蔔、素高湯 1000 cc，先大火煮滾，改中小火再煮 20 分鐘。

4 煮出味道後，轉大火加入金針菇、蘆筍、豆腐，再加入鹽、糖調味，湯水滾沸後再煮 30 秒後熄火，淋上香油。

養生小辭典

- 沙蔘 養陰清肺、祛痰止咳。南、北沙蔘功效相近，北沙蔘滋陰作用較好，南沙蔘兼有祛痰之功。

- 香菇、金針菇 含優質蛋白質、脂肪、糖分、維生素 B1、B2、B6、B12、鈣、磷、鐵等。能改善氣血虛弱，此外還能增強人體免疫功能。

- 南瓜 所含甘露醇能幫助排便、通宿便。豐富的維生素 A 衍生物，可穩定上皮細胞，預防癌症的發生。南瓜皮利水效果很好，南瓜籽則有豐富的微量元素。

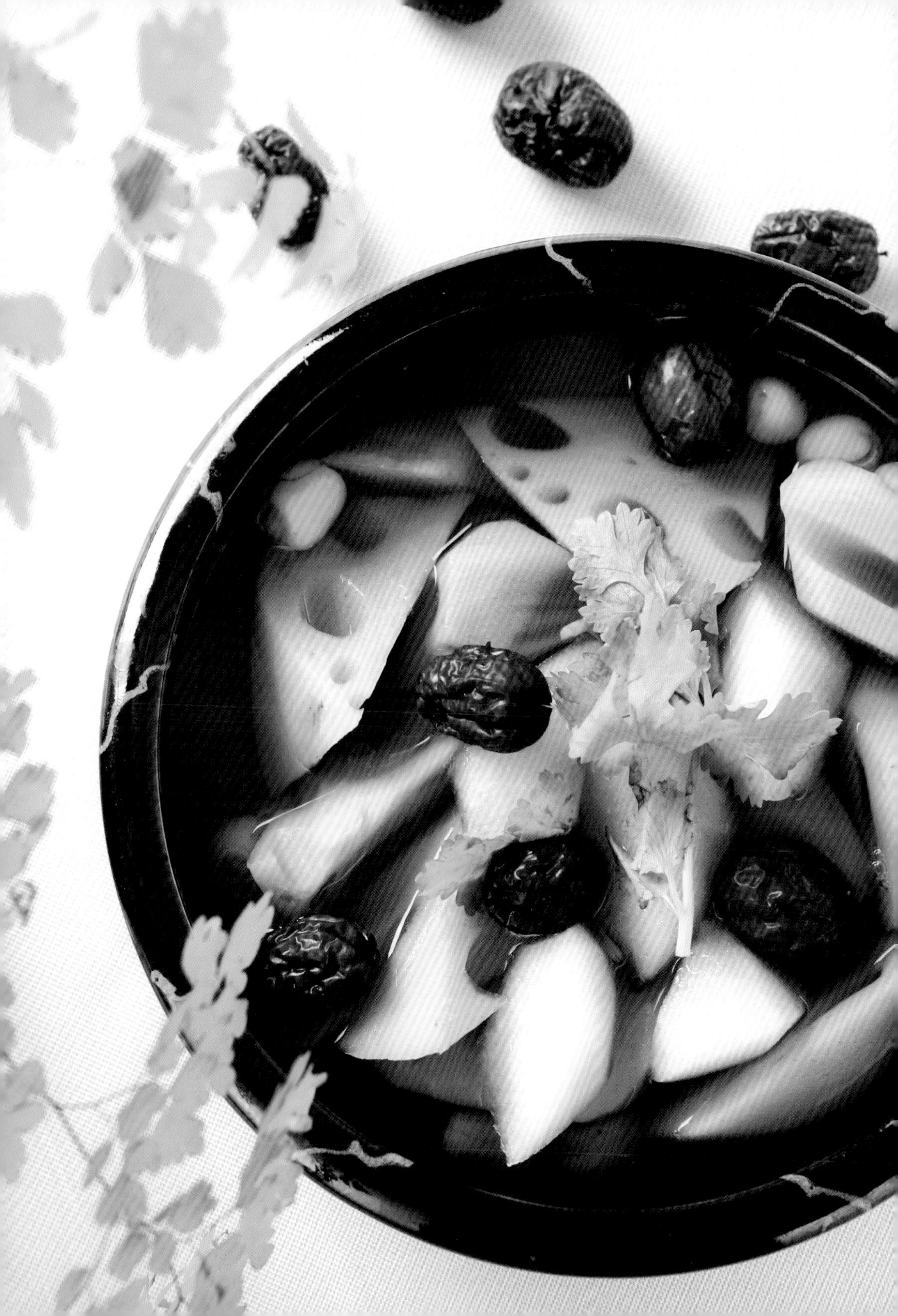

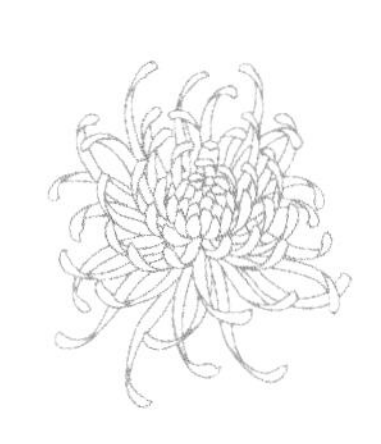

雙蓮水梨湯

益氣補肺、清心養神、鎮咳化痰、潤喉消炎

材料：

蓮子30顆、蓮藕300公克、水梨1粒、蒟蒻200公克
紅棗10粒、素高湯1200cc、香菜少許

調味料：鹽適量、冰糖少許

作法：

1 所有材料洗淨瀝乾，蓮藕、水梨、蒟蒻分別切塊；香菜切段備用。

2 蒟蒻先用加了2大匙白醋的滾水煮20分鐘，去除鹼味後，撈起沖洗乾淨備用。

3 湯鍋中放入蓮藕、紅棗及素高湯1200 cc，以大火煮滾後，轉中小火燉煮約40分鐘。

4 加入蓮子、水梨、蒟蒻，續煮20分鐘，加鹽、冰糖調味即可。

養生小辭典

- 蓮子 具清血、散瘀、益胃、安神的功用，是珍貴的滋補食品，常用來治療心悸失眠，男子遺精、滑精，婦女月經、白帶過多及脾胃虛弱的泄瀉等症。但消化不良與大便燥結者，不宜多食蓮子。

- 蓮藕 含維他命C及豐富鐵質，能補血、助眠、清涼退火。

- 蒟蒻 含水量佔97%，另含膳食纖維「葡甘露聚醣」，100公克的蒟蒻只有20大卡熱量，是減肥聖品。

- 紅棗 益氣補血、健脾和胃。

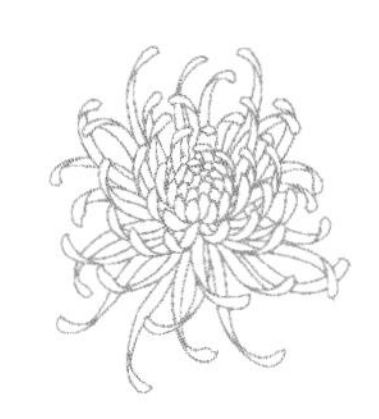

菱角芡實湯

益氣健脾、滋肝補腎、延緩人體衰老

材料：

去殼菱角 300 公克、鮮栗子 200 公克、芡實 50 公克
枸杞 20 公克、素高湯 1500cc、蔥段少許

調味料：鹽適量、冰糖少許

作法：

1 芡實洗淨，泡水 3 小時以上；其餘材料洗淨瀝乾，備用。

2 鍋中放入菱角、芡實及素高湯 1500 cc，先以大火煮沸後，轉小火煮 30 分鐘。

3 續放栗子煮 20 分鐘，直到菱角、芡實與栗子變得鬆軟，再放入枸杞、蔥段後，加以調味即可食用。

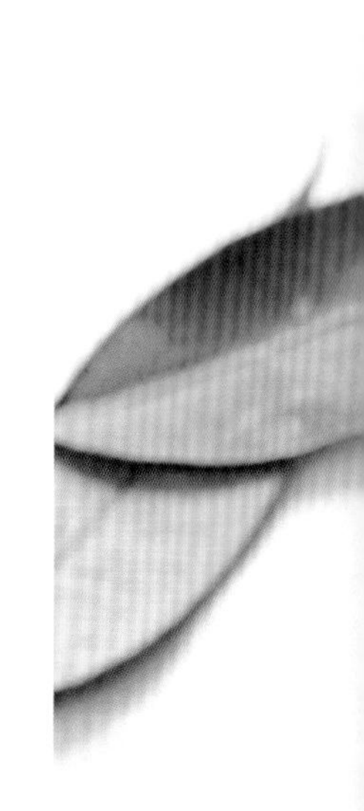

養生小辭典

- 菱角 又稱水栗子。有消毒解熱、利尿通乳、除煩止渴、解酒毒的功效。菱角不含脂肪，因此也是現代女性美容減肥的輔助食品。

- 栗子 益氣補脾、健胃。能供給人體較多的熱能，幫助脂肪代謝，有益健康。但栗子難消化，儘量不要生吃，即使熟吃也不宜過量。

- 芡實 益腎澀精，補脾止瀉。

- 蔥 蔥白有發表、通陽、解毒功效。蔥葉比蔥白含有更多維生素 A、C 和鈣。蔥葉上的黏液含有纖維素、果膠和大蒜辣素，具有壯陽補陰、平穩血糖的作用。蔥鬚也是一味中藥，可以止痛，頭痛或喉嚨痛時，用蔥鬚煮水喝能舒緩疼痛。

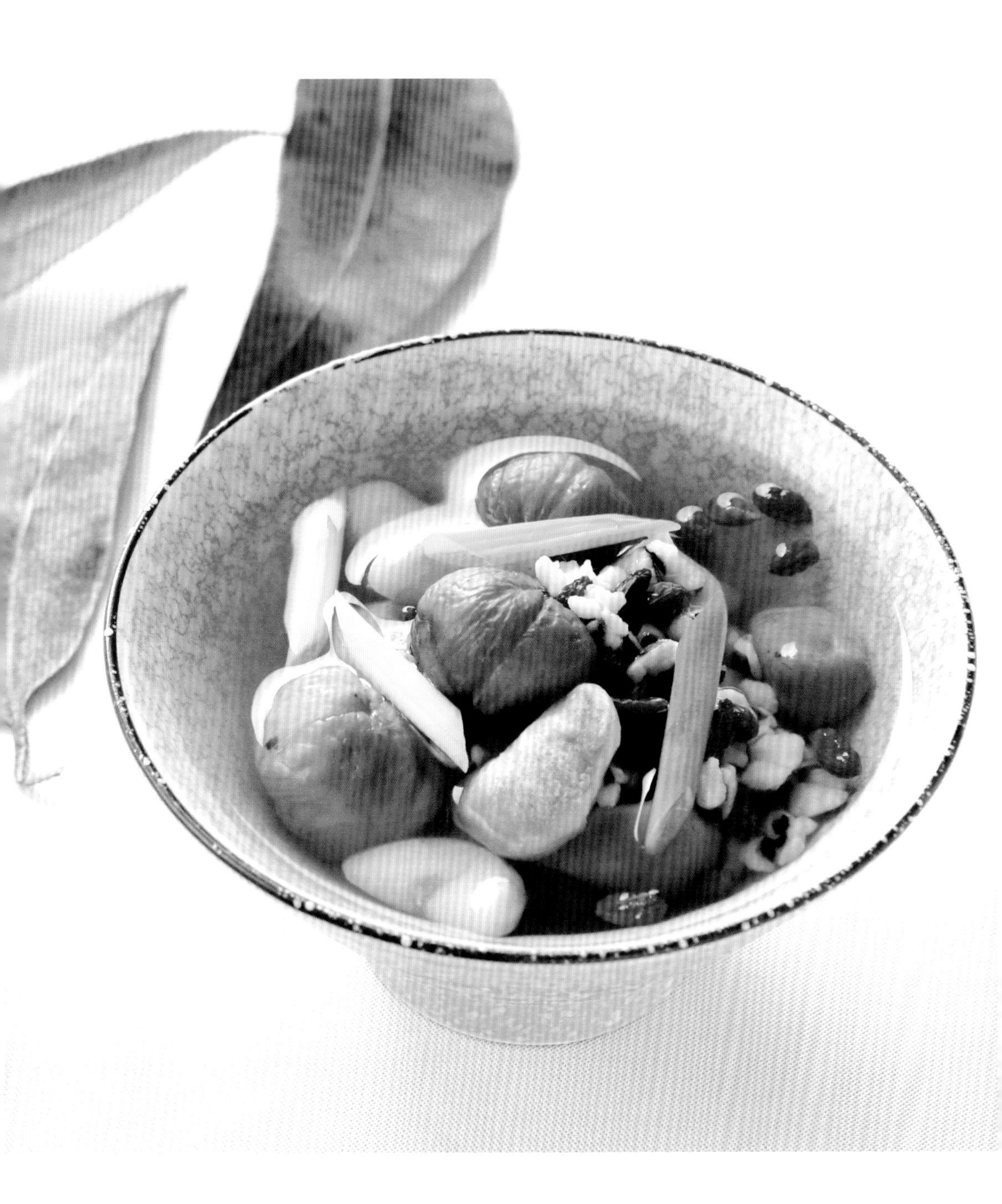

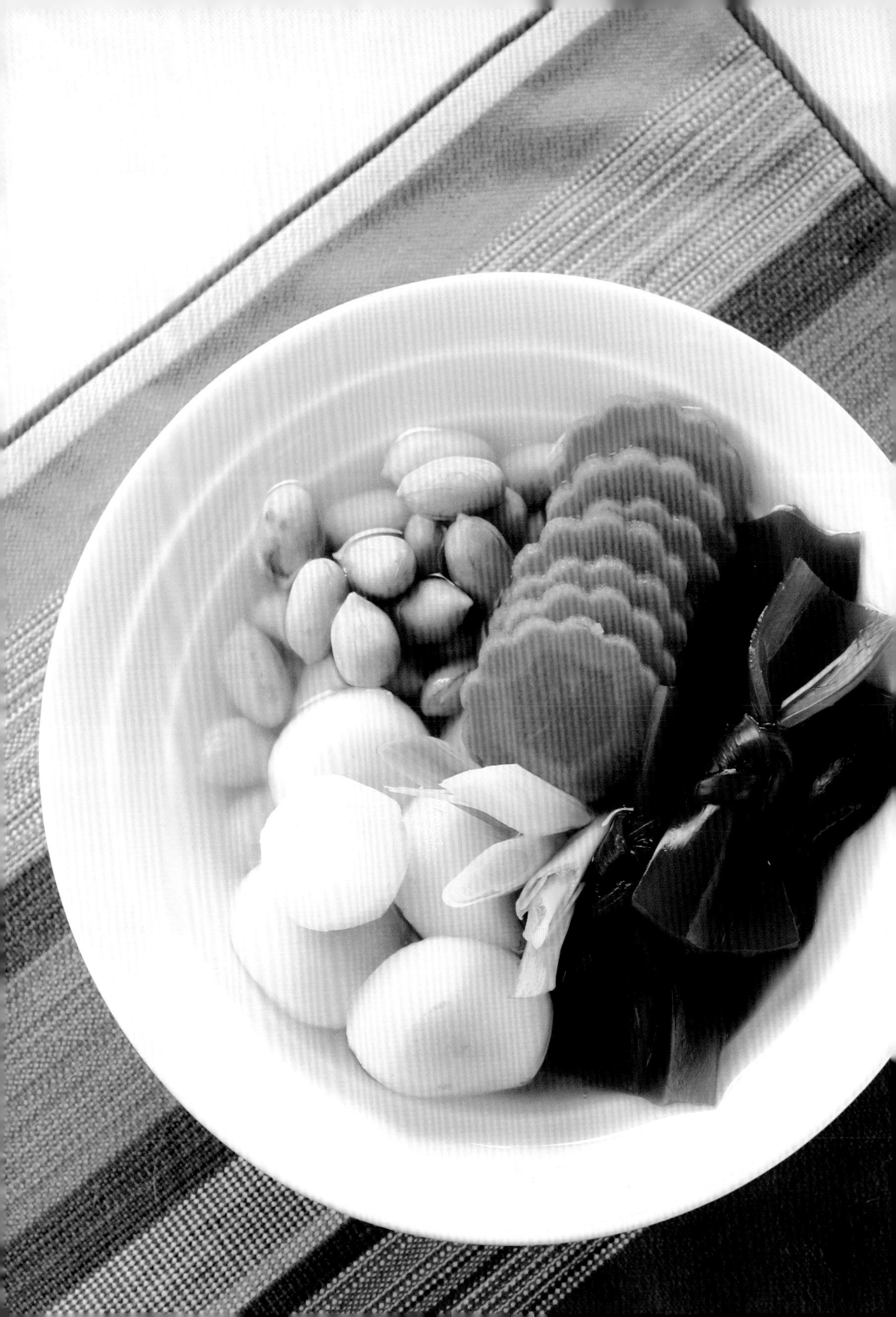

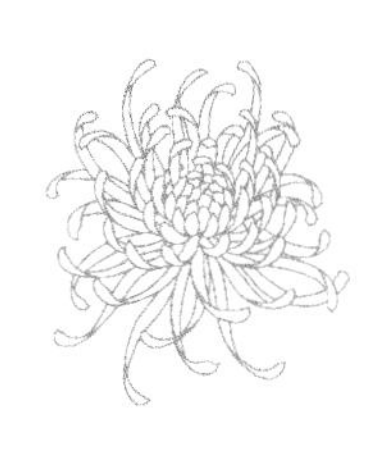

荸薺昆布湯

清熱生津、滋養補益、養陰潤膚

材料：

去皮荸薺 150 公克、海帶結 100 公克、花生仁 100 公克
胡蘿蔔塊 100 公克、蔥段適量、素高湯 1500cc

調味料：鹽適量、冰糖少許、香油少許

作法：

1 花生洗淨，泡清水 4 小時以上；其餘材料洗淨瀝乾，備用。

2 鍋中放入花生、素高湯 1500 cc，先以大火煮沸後，轉小火煮 60 分鐘，將花生煮軟。

3 再放入荸薺、海帶及胡蘿蔔煮 10 分鐘，加入蔥段後調味即可熄火。

養生小辭典

- 荸薺 俗稱馬蹄，自古有「地下雪梨」的美譽。所含的磷是根莖蔬菜中最高的，能促進人體生長發育，並可促進體內糖、脂肪、蛋白質的代謝，調節酸鹼平衡。荸薺是寒性食物，清熱瀉火功效良好，最宜用於發燒病人。它具有涼血解毒、利尿通便、化濕祛痰、消食除脹等功效。

- 海帶 西醫認為海帶中含有較多的鋅元素，能增強免疫功能，且可讓皮膚正常代謝，有利於皮脂腺分泌物的排出。具有清熱解毒、消炎軟堅、活血化淤、養陰潤膚的功效，素有「長壽菜」的美稱。

- 花生 又名長生果，和黃豆一樣被譽為植物肉。不飽和脂肪酸含量很高，並含有豐富的植物固醇，具有預防心臟病及腸癌、前列腺癌和乳腺癌的功效，並能預防心腦血管疾病。

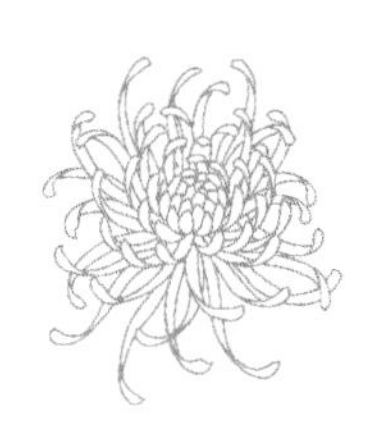

牛蒡百頁湯

清熱除煩、健胃整腸、降膽固醇

材料：

牛蒡 1 根、百頁結 150 公克、山藥 150 公克、青江菜 6 顆
黃耆 10 公克、紅棗 10 粒、蔥段 2 根、薑數片

調味料：鹽適量、冰糖少許、香油少許

作法：

1 牛蒡、山藥去皮洗淨，切塊。其餘材料也分別洗淨，瀝乾備用。

2 鍋中放入牛蒡、百頁結、紅棗及素高湯 1500cc 先燉煮 10 分鐘，再放入百葉結、山藥、黃耆、薑片，續煮 10 分鐘。

3 最後放下青江菜、蔥段，加鹽、糖調味後立即熄火，盛入碗中，淋點香油就大功告成。

養生小辭典

- 牛蒡 所含的寡糖及膳食纖維，可健胃整腸，消脹氣，改善便秘。此外，牛蒡所含的菊糖，很適合糖尿病患者食用。牛蒡具有保肝與消炎作用，還有抑菌及降膽固醇等功效。

- 百頁結 與豆腐同為大豆加工製品，含豐富蛋白質、鈣、鐵及植物性雌激素，可美白肌膚，促進激素分泌和新陳代謝，進而達到減重、降低膽固醇等功效。

- 黃耆 收錄於「神農本草經」的草本上品，主治內傷勞倦、脾虛泄瀉、盜汗、水腫等一切氣虛血虛之症。

- 山藥 養脾第一品，能增強調節免疫功能。

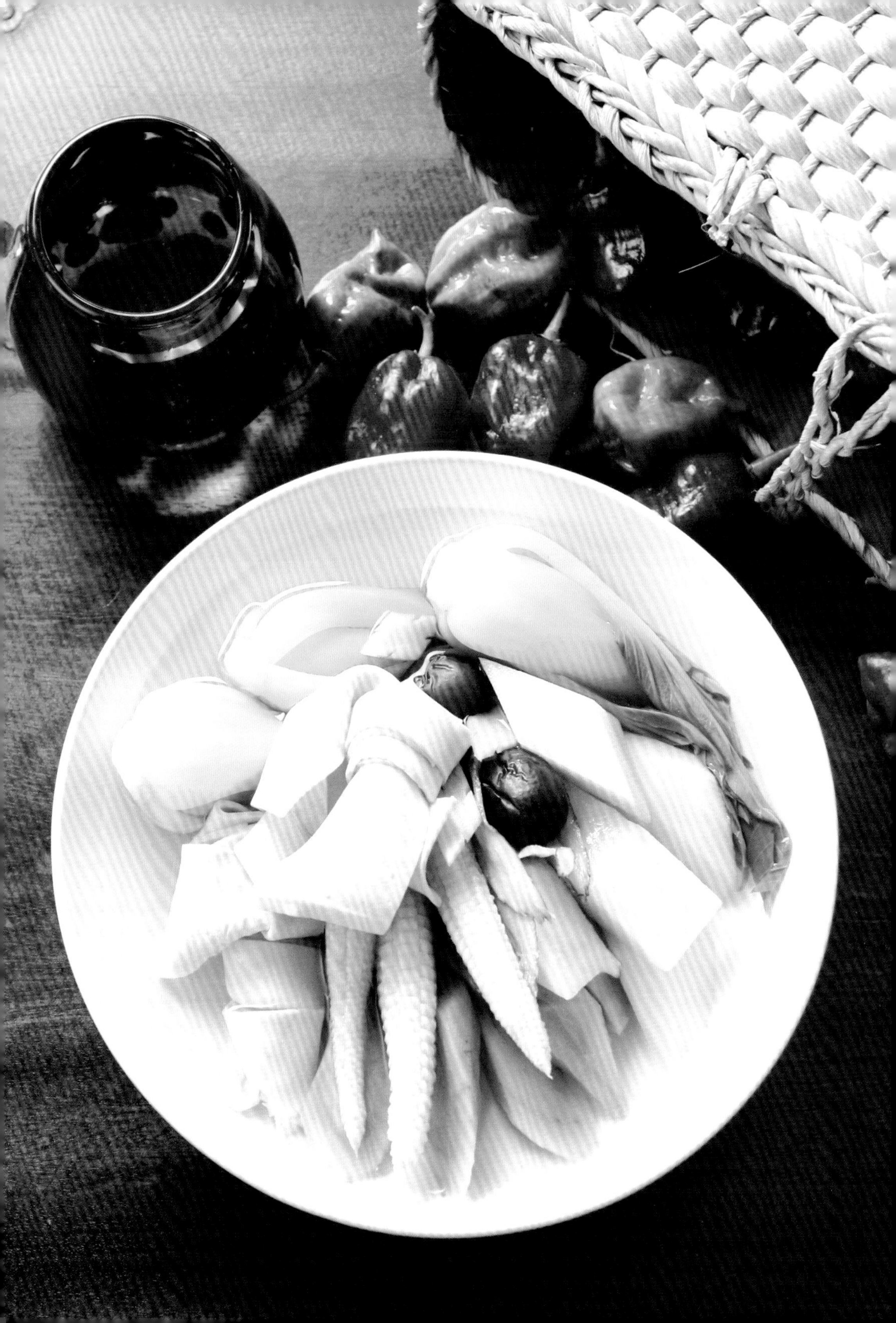

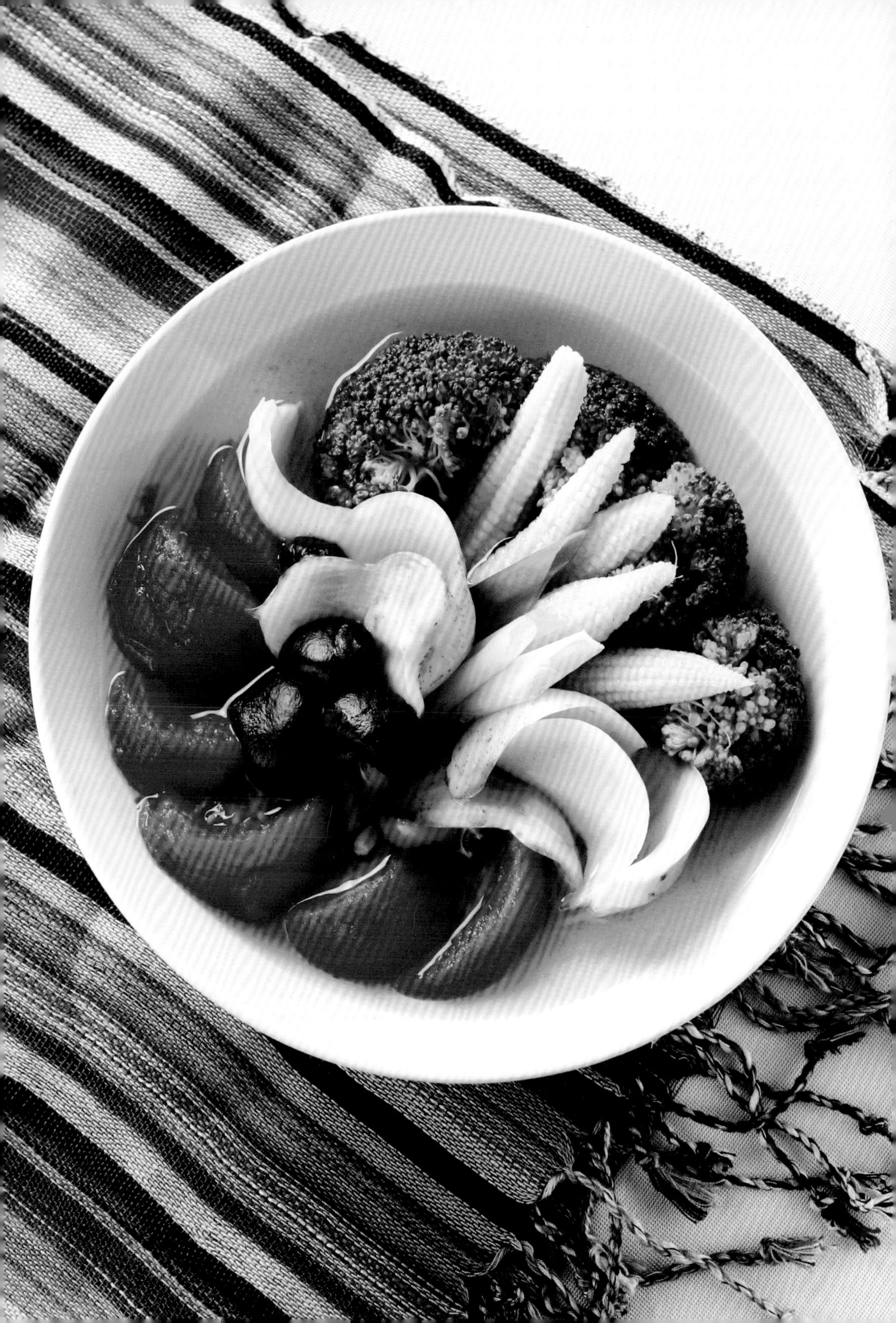

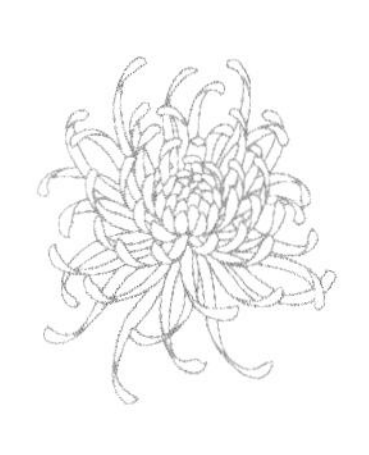

百合番茄湯

潤肺益氣、清熱寧心、調中開胃

材料：

鮮百合 1 顆、番茄 1 顆、青花菜 1 顆、柳松菇 50 公克
玉米筍 80 公克、蔥段 2 根

調味料：鹽適量、冰糖少許

作法：

1 先將百合剝開，洗淨。番茄、青花菜洗淨後切塊。

2 湯鍋中放入番茄、清水 1200 cc，以中小火煮至沸滾。再放入其他材料煮到湯水再滾開時，依個人口味加鹽、冰糖調味。

養生小辭典

- 百合 止血、活血、清肺潤燥、滋陰清熱、理脾健胃。

- 番茄 止渴生津、健胃消食、涼血平肝、清熱解毒、降低血壓。

- 青花椰菜 十字花科的防癌功效長久以來一直受到醫學界肯定，青花菜富含維他命 C 和維他命 A，常吃能美化肌膚、增強視力。預防胃潰瘍和十二指腸潰瘍，並對貧血、皮膚創傷等具改善功效。

- 柳松菇 含 18 種氨基酸，其中人體必需但又不能自身合成的必須氨基酸所占比重較大，並含有多種維生素、礦物質，可提高人體免疫力及防抗病能力。

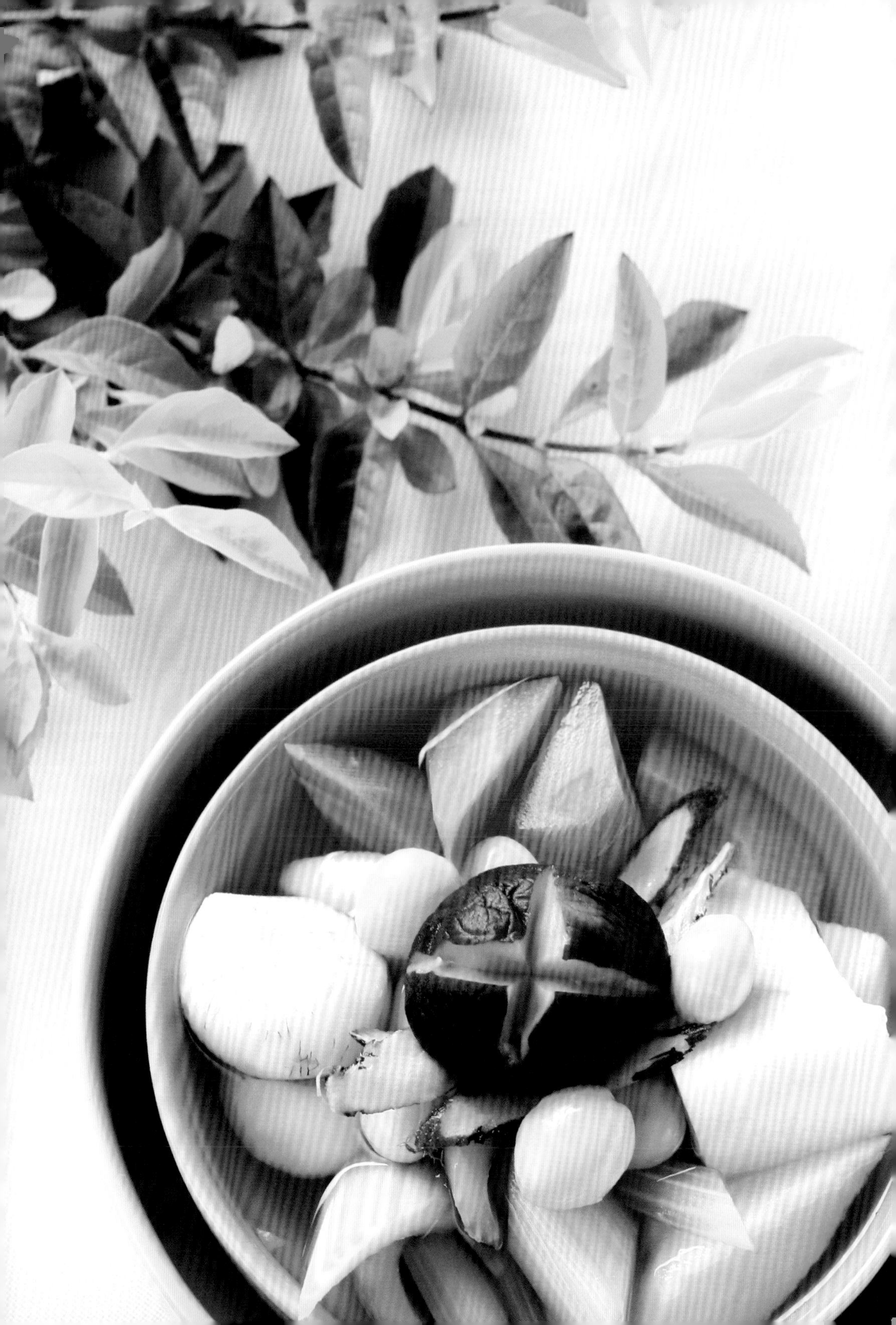

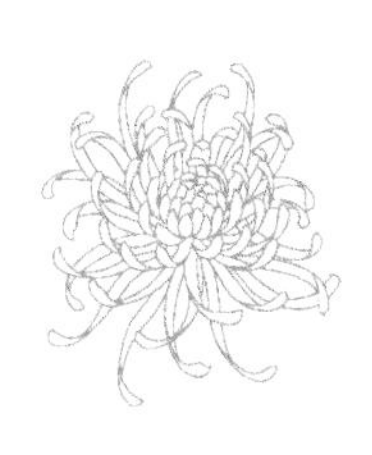

山藥鮮蔬湯

健脾補肺、平肝清熱、滋膚美容

材料：

山藥 300 公克、西芹 2 葉、胡蘿蔔 100 公克、荸薺 100 公克、白果 20 顆、香菇 6 朵、黃耆 6 公克、素高湯 (或清水)1500 cc

調味料：鹽適量、冰糖少許

作法：

1 香菇洗淨，泡發切塊；白果先煮糖水去除苦味，備用。

2 山藥、西芹、胡蘿蔔、荸薺洗淨，去皮切塊，備用。

3 鍋中放入山藥、胡蘿蔔、香菇、黃耆及素高湯，先以大火煮沸後轉中小火煮 10 分鐘；再加入西芹、荸薺及白果續煮 2 分鐘。

4 依個人口味加入鹽、冰糖，加以調味拌匀即可

養生小辭典

- 山藥 又名淮山，含粘液質、澱粉酶、膽鹼、蛋白質、脂肪、維生素、糖類和礦物質等多種成分，其中的澱粉酶又稱消化酶，能分解蛋白質和碳水化合物，自古以來就是滋補的健康食物。
- 西芹 促進食慾、降低血壓、健腦、清腸利便、解毒消腫。
- 香菇 能改善氣血虛弱，經常食用可增進健康、滋膚美容。
- 荸薺 涼血解毒、清熱止渴、開胃消食。
- 黃耆 經常食用有助補氣生血。

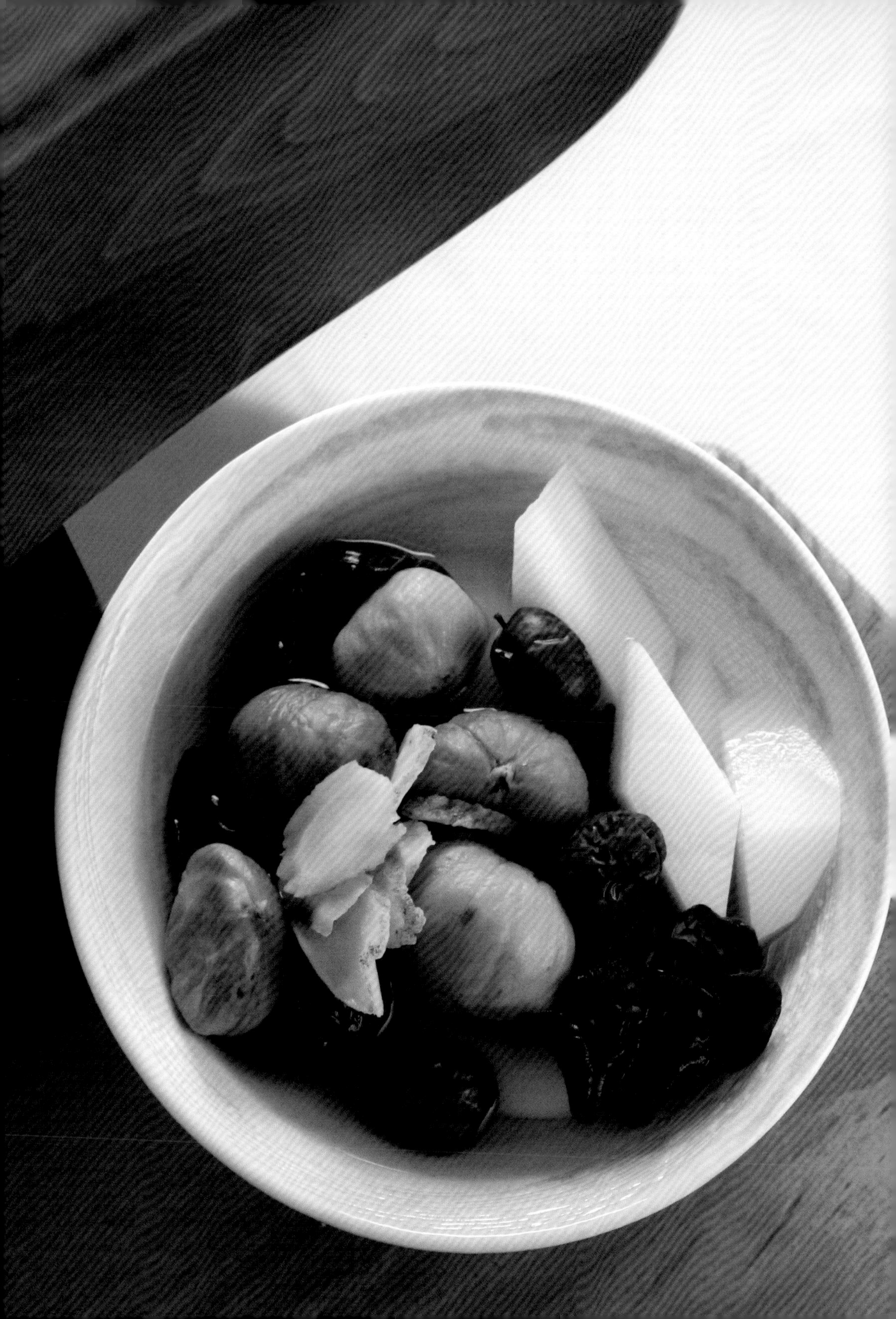

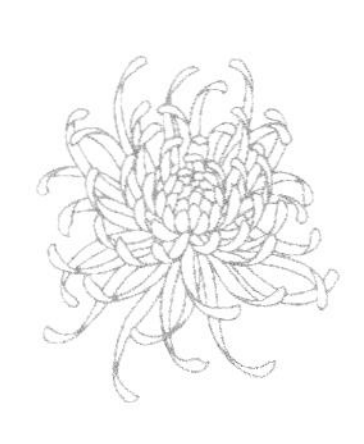

栗子燉洋芋

補肺降火、養胃生津，適用於脾虛體弱的高血壓患者

材料：

馬鈴薯 250 公克、鮮栗子 80 公克、乾木耳 10 公克
紅棗 12 粒、西洋蔘 10 公克、清水 1500cc

材料：

鹽少許、冰糖少許

作法：

1 將栗子、紅棗洗淨，瀝乾備用。馬鈴薯去皮，洗淨備用。

2 乾木耳洗淨，以清水泡軟後，連同馬鈴薯，切成適當大小塊狀，備用。

3 湯鍋裡放入馬鈴薯、栗子、木耳、紅棗及清水，先以大火煮滾，改用中小火燉煮 10～15 分鐘，起鍋前加入西洋蔘，並以鹽、冰糖調味。

養生小辭典

- 馬鈴薯 澱粉質含量豐富，同時含有多量維生素 C、B 群、鉀、鐵和 8 種人體必需氨基酸。它的維生素 C 因被澱粉包住，不易受熱破壞。中醫認為馬鈴薯有補氣、健脾、消炎作用，適合脾虛體弱、食慾不振者食用。

- 栗子 又名板栗，號稱「乾果之王」，是碳水化合物含量較高的乾果品種，含有豐富的不飽和脂肪酸、多種維生素和礦物質，如鉀、鎂、鐵、鋅、錳等，能供給人體較多的熱能，並能幫助脂肪代謝，經常食用有助益氣、補脾、健胃。

- 木耳 清肺益氣、預防高血壓。

- 西洋蔘 又名粉光蔘，補肺降火、生津除煩。

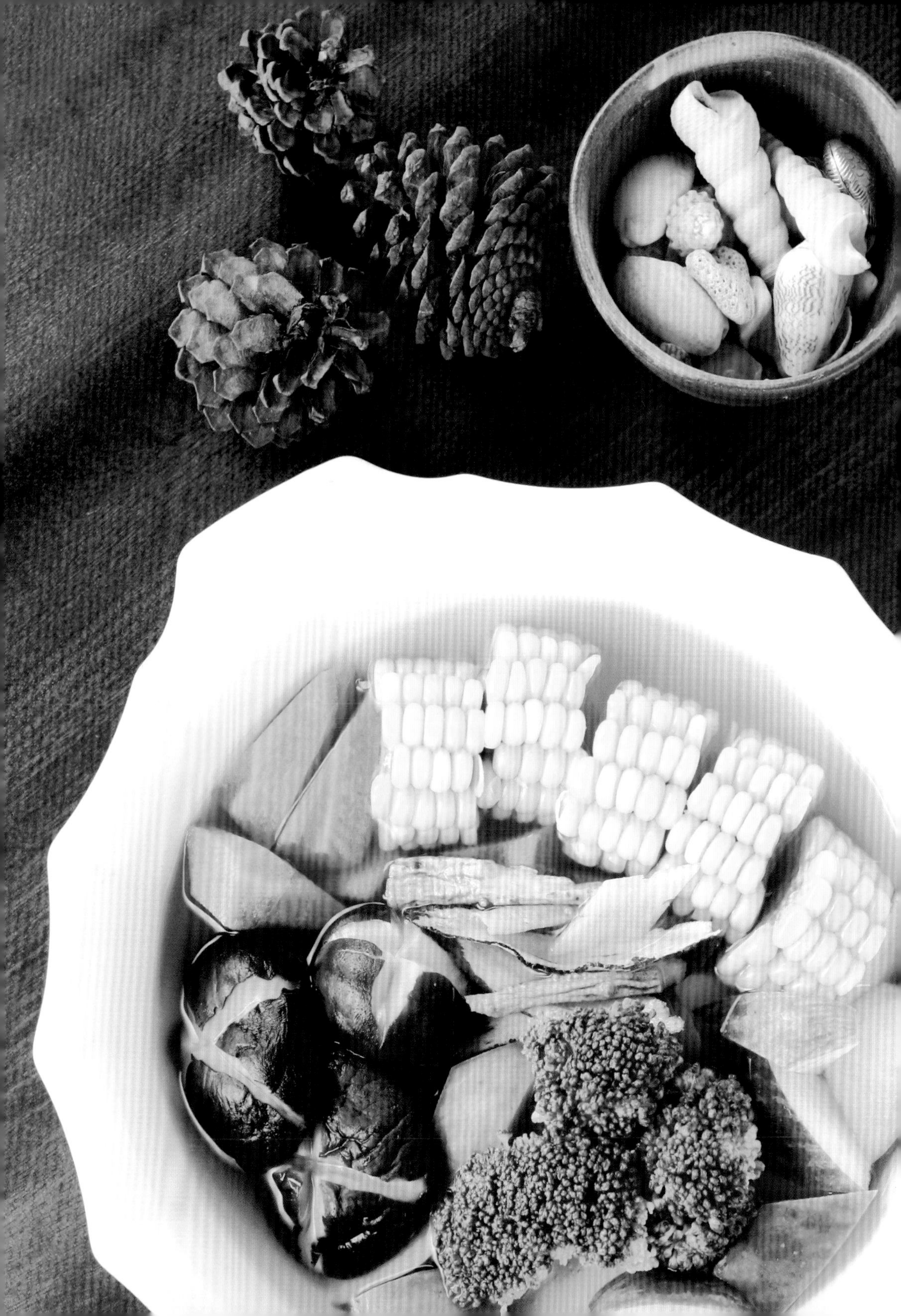

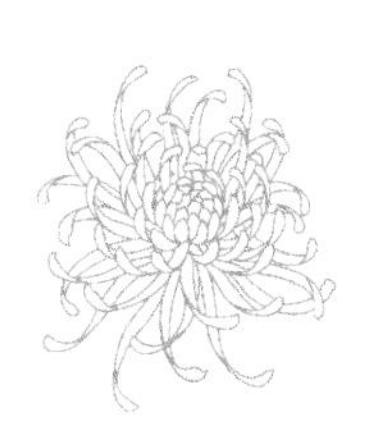

黨蔘蔬果補氣湯

清肺生津、延緩衰老、調理人體機能及免疫力

材料：

黨蔘12公克、黃耆10公克、鮮山藥200公克、蘋果1顆、香菇8朵、甜玉米1條、綠花椰菜1朵、胡蘿蔔1條、薑數片

調味料：鹽、冰糖各少許

作法：

1 黨蔘、黃耆先裝入濾紙包；香菇洗淨泡發，備用。

2 山藥、胡蘿蔔洗淨，去皮切塊；玉米去外皮、鬚，洗淨切塊；蘋果、花椰菜洗淨切塊，備用。

3 鍋中先放入蔘耆包、玉米、香菇及1500 cc清水，先以大火煮滾，改中小火再煮20分鐘，加入山藥、蘋果、胡蘿蔔、薑片續煮10分鐘。

4 最後依個人口味，酌加鹽、冰糖調味。

養生小辭典

- 黨蔘 補氣養血、和脾胃、生津清肺。
- 玉米 調中開胃、益肺寧心、清濕解熱、利尿消腫、平肝利膽、延緩衰老。
- 蘋果 有助預防中風、排毒養顏、治療便秘。
- 山藥 增強調節免疫功能，滋養脾胃。
- 黃耆 經常食用可補氣生血。
- 綠花椰菜 美膚強身，提升免疫力。

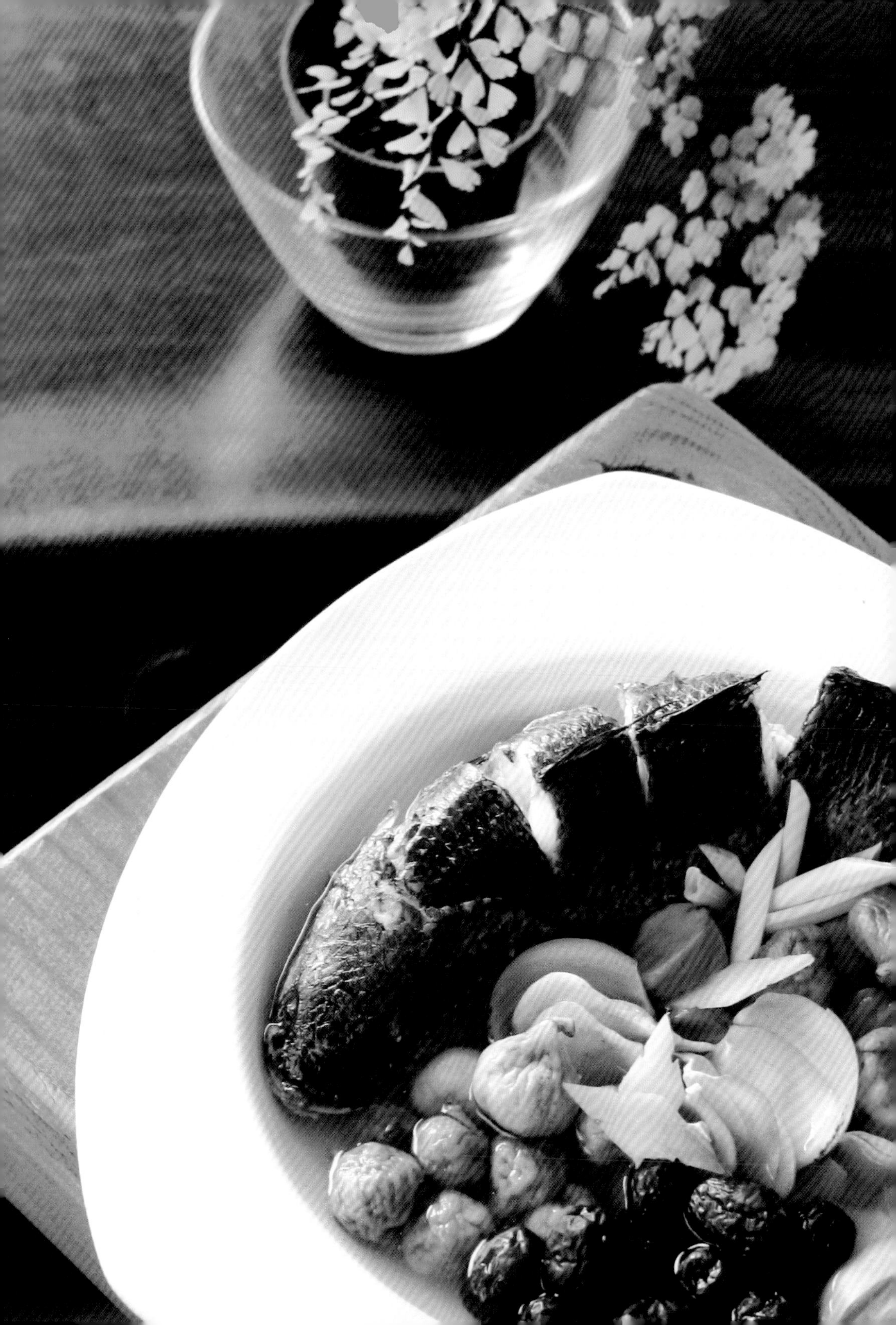

秋天喝好湯。水產

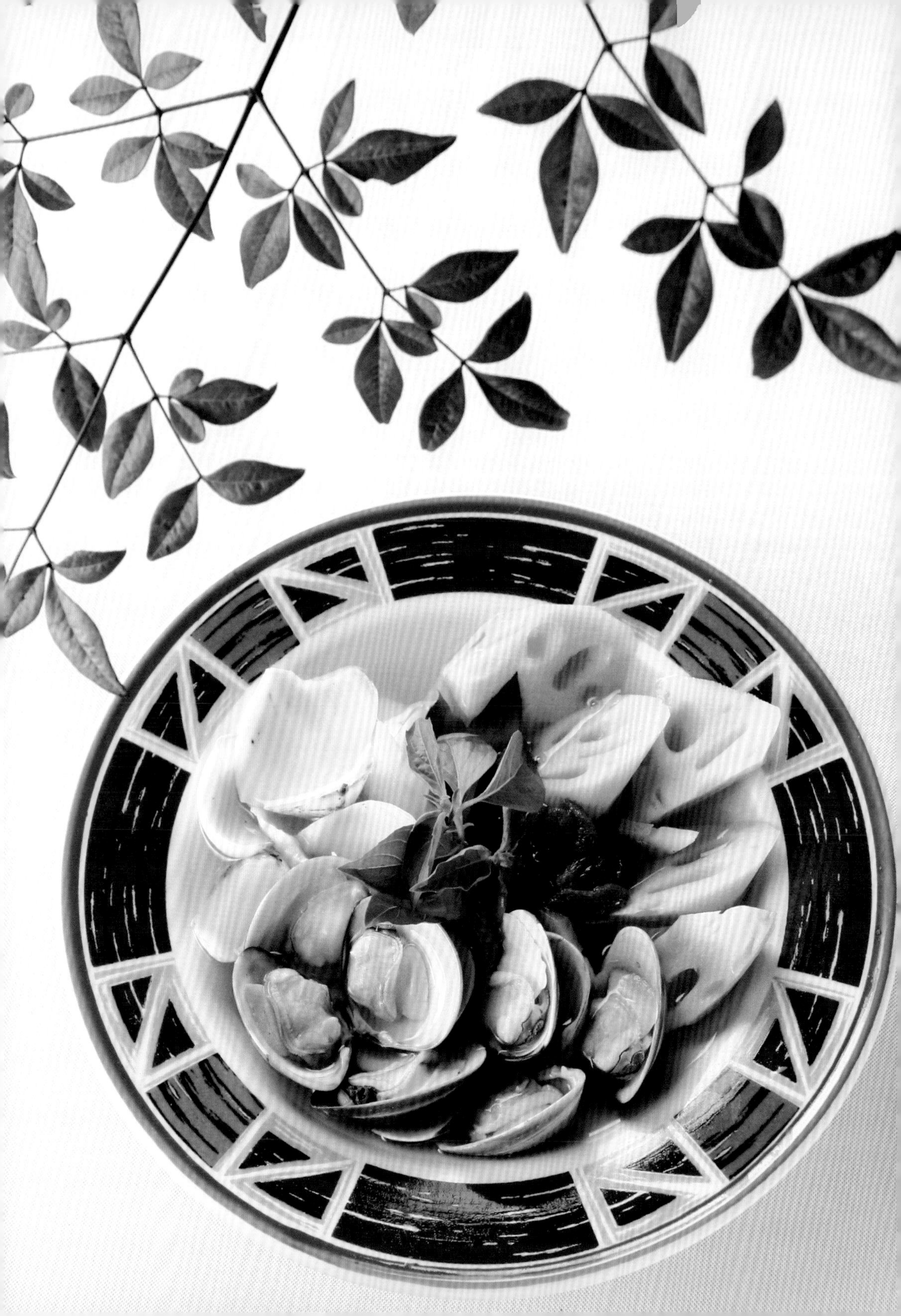

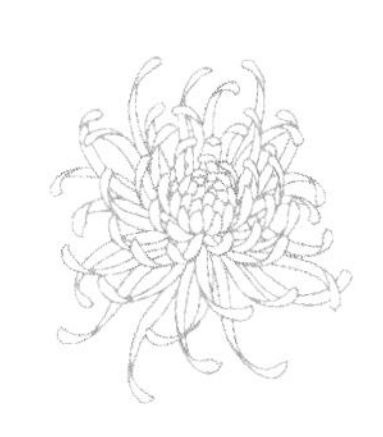

鮮藕百合蛤蜊湯

潤肺益氣、清熱補虛、降低血膽固醇

材料：

蓮藕 300 公克、鮮百合 1 顆、蛤蜊 300 公克、枸杞 12 公克
薑 4～5 片、清水 1200 cc、九層塔少許

調味料：鹽適量、冰糖少許、米酒少許

作法：

1 蛤蜊泡水吐淨沙土後，沖水洗淨，備用。

2 新鮮蓮藕先去皮，洗淨切片；百合剝開洗淨；九層塔、枸杞洗淨瀝乾，備用。

3 鍋中放入蓮藕、清水，開大火煮滾後，轉小火再燉煮約 40 分鐘，加入百合、蛤蜊、薑片，煮到蛤蜊全開，放入枸杞，並以鹽和冰糖調味後，立即熄火。

4 將湯盛入碗中，放入九層塔，淋少許米酒提味。

養生小辭典

- 蓮藕 含維他命 C 及豐富鐵質，能補血、助眠、清涼退火、涼血散瘀。
- 百合 潤肺，寧心，清熱止嗽，益氣調中。
- 蛤蜊 中醫認為蛤蜊肉有滋陰明目、化痰、潤五臟、止消渴、開胃、解酒毒的功效。人們在食用蛤蜊和貝類食物後，常會有一種清爽的感覺。
- 枸杞 維他命 C 是同等重量的橘子的 500 倍，還是豐富的 β 胡蘿蔔素來源。枸杞含有 18 種氨基酸，鐵質比菠菜還多。

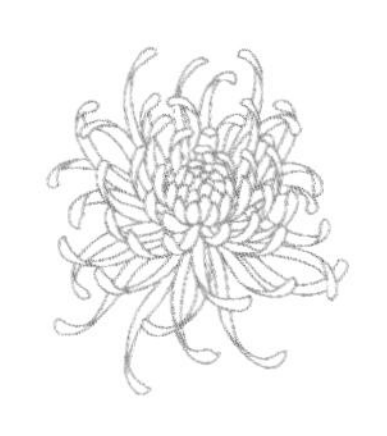

翡翠蛤蜊羹

清肺潤燥、滋陰明目、清肝解毒

材料：

蛤蜊 300 公克、莧菜 100 公克、嫩豆腐 1 盒、鮮百合 1/2 顆
草菇 50 公克、竹筍 80 公克、胡蘿蔔 30 公克、蛋白 1 顆、高湯 1000cc
太白粉適量

調味料：鹽、冰糖少許、米酒少許

作法：

1 蛤蜊燙熟，取肉備用。

2 莧菜燙熟後，瀝乾切碎。嫩豆腐、草菇、胡蘿蔔、竹筍分別切小丁，備用。

3 鍋中加熱少許油，淋入米酒嗆出香味後，放下高湯、豆腐、百合、草菇、竹筍煮到滾沸。

4 加入少許鹽和冰糖調味後，放下莧菜、蛤蜊肉，再次滾沸時下太白粉水勾芡，淋下打勻的蛋白，攪勻就可以起鍋。

養生小辭典

- 蛤蜊 滋陰明目、化痰、潤五臟、止消渴、開胃、解酒毒。
- 莧菜 有青、紅兩大品種，莧菜容易栽培，抗蟲害能力強，屬於農藥殘留相對較低的蔬菜。含非常豐富的鐵和鈣，具有清熱利濕，緩解腹瀉、消炎消腫等食效。
- 豆腐 黃豆中所含的蛋白質，有人體自己不能合成的八種必需氨基酸，能被人體完全消化。根據中醫的說法，豆腐味甘、性涼。能益氣和中、生津潤燥、清熱解毒、消渴止痢。

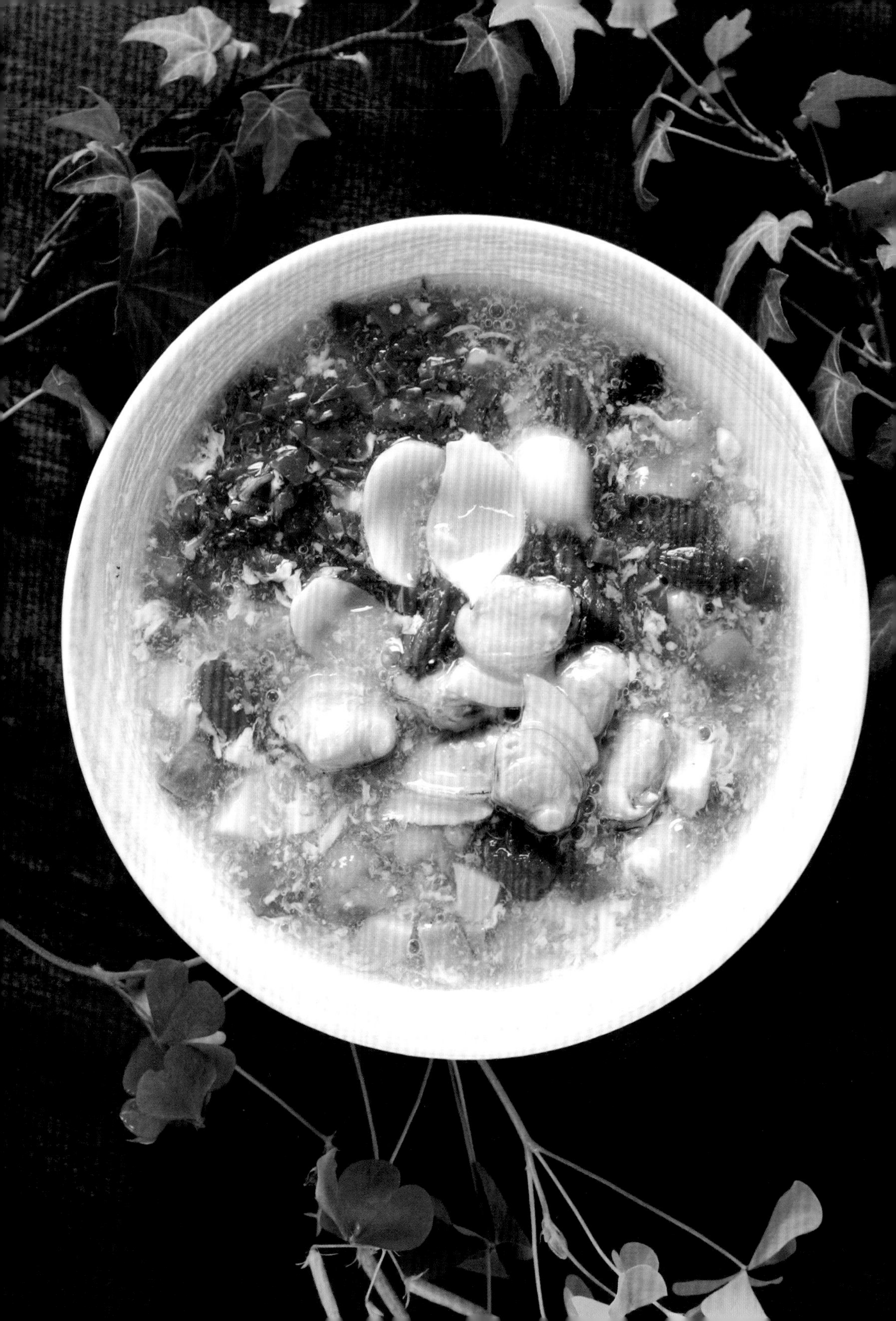

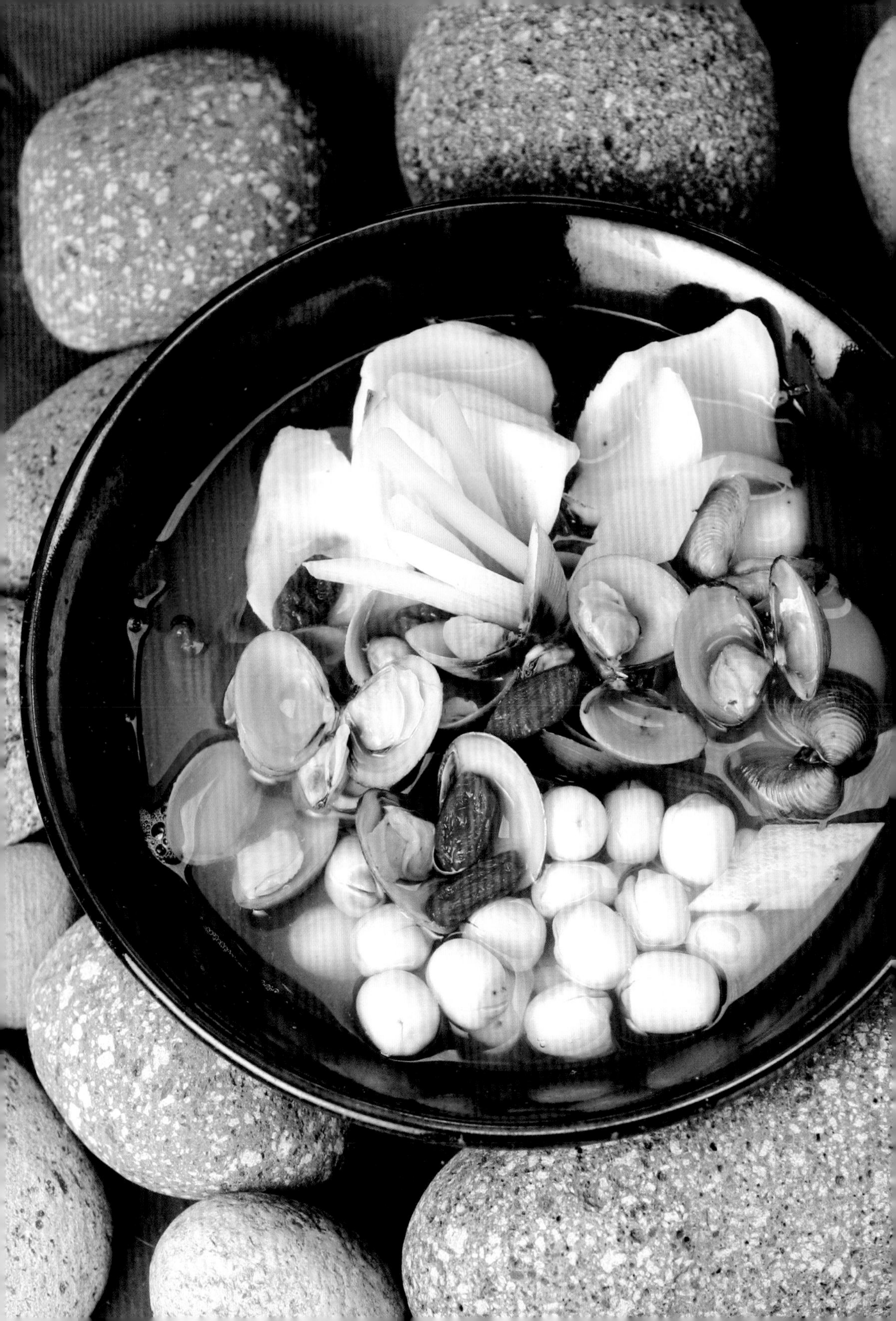

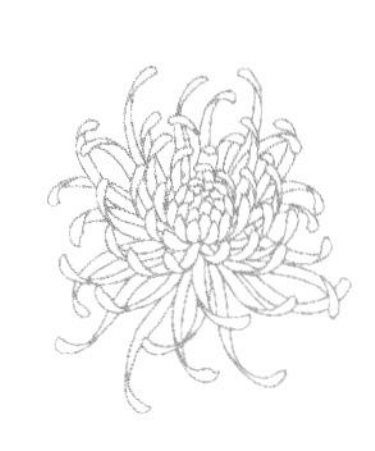

蓮子百合蜆湯

潤肺清熱、健脾開胃、利水消腫
促進免疫功能、保肝、增強抗病能力

材料：

黃金蜆 300 公克、鮮蓮子 50 公克、鮮百合 30 公克
枸杞 12 公克、薑 5～6 片、蔥段 2 根

調味料：鹽 1 小匙、糖少許、米酒 1 小匙

作法：

1 黃金蜆先洗淨，在清水中加一滴沙拉油，放入黃金蜆浸泡，讓蜆吐淨腹內沙土，備用。

2 百合剝開洗淨；枸杞洗淨瀝乾，備用。

3 湯鍋中放入蓮子、百合及清水 1000 cc開大火煮沸後，放下黃金蜆、薑片、蔥段，煮至蜆口張開，加入鹽、糖調味，淋少許米酒即可食用。

養生小辭典

- 蜆 清熱、利濕、解毒。
- 蓮子 清血、散瘀、益胃、安神。
- 百合 潤肺、寧心、清熱止嗽，益氣調中。
- 枸杞 降血糖、膽固醇、促進造血功能，促進免疫功能，並能保肝、增強抗病能力。
- 蔥 蔥白具有發表、通陽、解毒等效。蔥葉入菜餚有助平穩血糖。

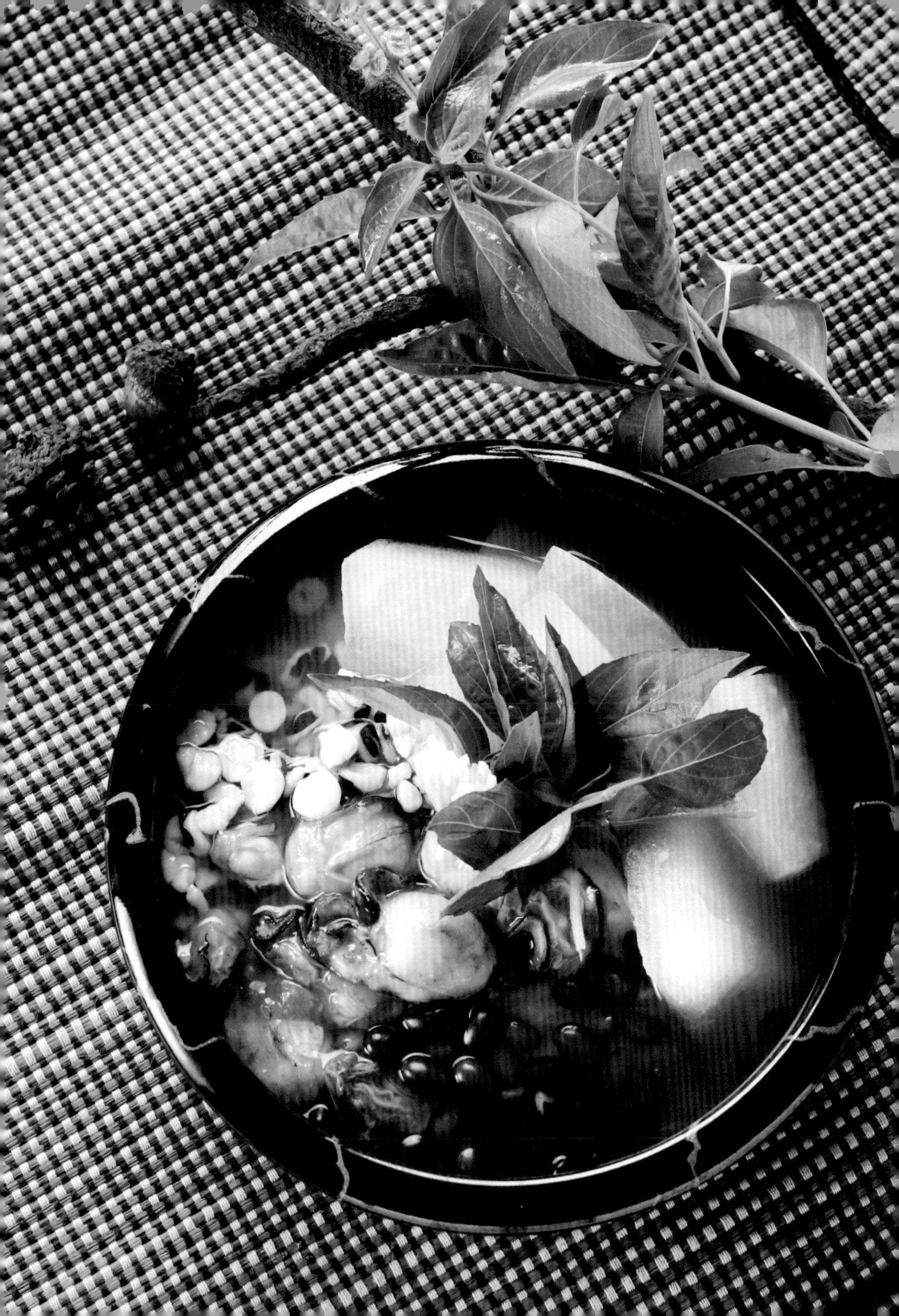

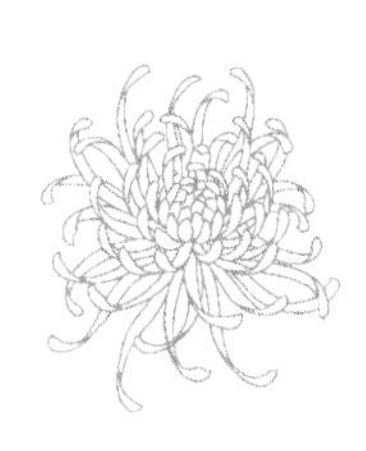

冬瓜芡實生蚵湯

清熱除煩、滋陰養血、美白降脂

材料：

冬瓜 300 公克、芡實 30 公克、鮮蚵 100 公克、黑豆 50 公克
薑 3～4 片、九層塔少許、粗粒地瓜粉 50 公克

調味料：鹽適量、冰糖少許

作法：

1 芡實、黑豆先泡水 3～4 小時，泡到軟。冬瓜去皮及籽，切塊。九層塔洗淨瀝乾備用。

2 鮮蚵剔除蚵殼等雜質後，用清水沖洗乾淨、瀝乾，放入地瓜粉中沾勻，再放入滾水中燙熟，備用。

3 湯鍋內放入芡實、黑豆、清水 1500 cc，先以大火煮滾後，再轉中小火煮 40 分鐘，放入冬瓜、薑片煮 15 分鐘。最後將燙熟的鮮蚵放入鍋內，稍煮 1 分鐘就可以熄火盛碗，擺上九層塔葉。

養生小辭典

- 冬瓜 有潤肺生津、化痰止渴、利尿消腫、清熱祛暑、解毒排膿等食效，其中冬瓜皮以利尿見長，冬瓜子有助健脾養顏、止咳化痰。但脾胃虛弱、腎臟虛寒者忌食。

- 鮮蚵 又名牡蠣，富含蛋白質及鋅，有滋陰養血、清熱解毒、調和美膚的功效。

- 芡實 有助補脾止瀉，主治脾虛腹瀉、遺精、頻尿、遺尿及白帶。

- 黑豆 蛋白質含量是牛奶的 12 倍，19% 是油脂，主要是不飽和脂肪酸，有助降低血中膽固醇。所含卵磷脂可防止大腦老化。豐富的維生素 E 可以長保青春活力，粗纖維素有助促進腸胃蠕動及通便。

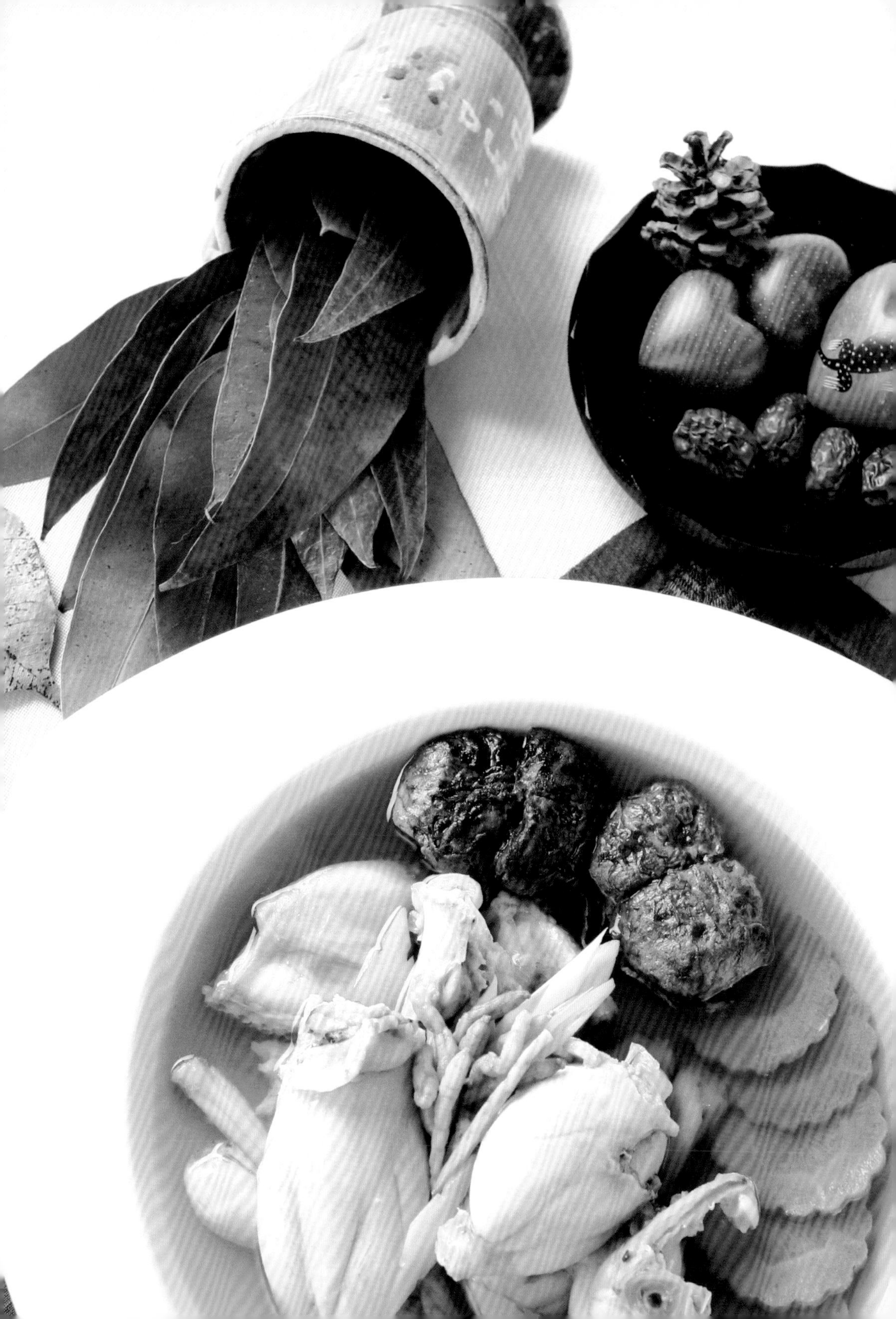

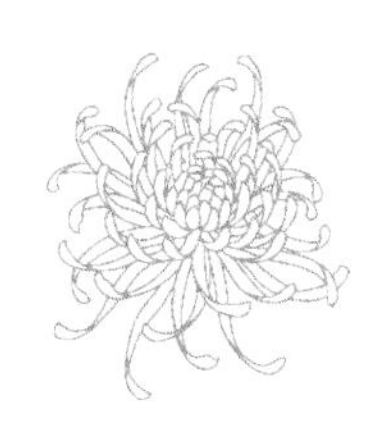

百合田雞蔘湯

補脾潤肺、益氣生津

材料：

鮮百合 1 顆、太子蔘 12 公克、羅漢果 1 顆、去皮田雞 2 隻
薑片少許、蔥段 1 根、胡蘿蔔半根

調味料：

鹽適量、冰糖少許、米酒少許

作法：

1 百合剝開洗淨；羅漢果剝開去殼，備用。

2 田雞切大塊，洗淨瀝乾備用。胡蘿蔔切片備用。

3 湯鍋中放入羅漢果、胡蘿蔔片、清水 1000 cc，以中火煮至滾沸後，放入田雞、百合、太子蔘、薑片，煮到湯水滾開，續煮 10 分鐘後，放下蔥段，並依個人口味加適量鹽及冰糖調味，熄火後淋上米酒提味。

養生小辭典

- 百合 潤肺止咳、清心安神，對肺燥病症有不錯的治療作用。
- 太子蔘 石竹科植物的乾燥根莖，又稱童蔘。補脾潤肺、益氣生津。
- 田雞 又名牛蛙。清熱解毒、利水消腫、滋陰補虛。
- 胡蘿蔔 維持視力、保護皮膜健康，防癌、抗衰老。
- 羅漢果 清肺、化痰、潤喉，滑腸通便。

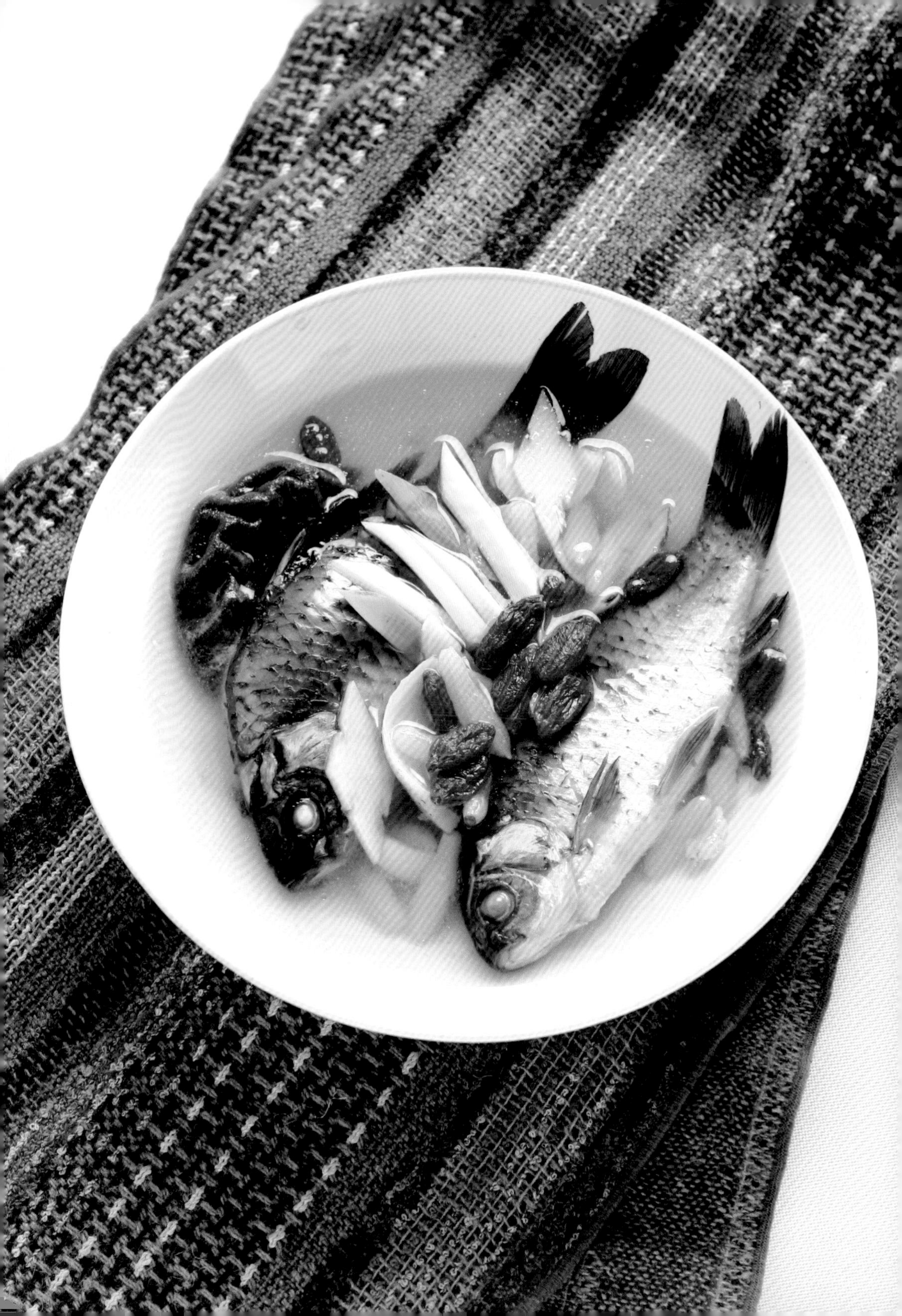

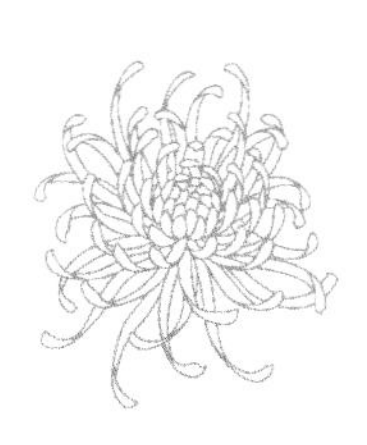

百柿鯽魚湯

養肺益氣、健脾去濕、清熱止嗽

材料：

鯽魚 2 條、柿餅 1 片、鮮百合 20 公克、麥冬 12 公克
枸杞 10 公克、薑片少許、蔥段 1 根

材料：鹽少許

作法：

1 柿餅洗淨；百合剝開洗淨；鯽魚刮鱗、除去鰓及內臟後洗淨，備用。

2 將全部材料放入湯鍋中，倒入清水 1000 cc，以大火煮沸，改中小火續煮 40 分鐘。依個口味加鹽調味，即可。

養生小辭典

- 柿餅 秋天盛產的柿餅能補虛勞不足、健脾胃氣，還有助去除臉上黑斑。柿乾上的白粉是柿子內部葡萄糖轉化出來的柿霜，含有藥效，可治氣喘、咳嗽。

- 麥冬 養胃生津，助消化，抗菌解毒。

- 鯽魚 益神、健脾和胃、行水消腫、清熱解毒。鯽魚的蛋白質豐富，易於消化吸收，尤其適合病人、老人、兒童食用。

- 百合 潤肺寧心、益氣調中。

- 枸杞 補精血、益肝腎、明目，可駐顏防老、延年益壽。

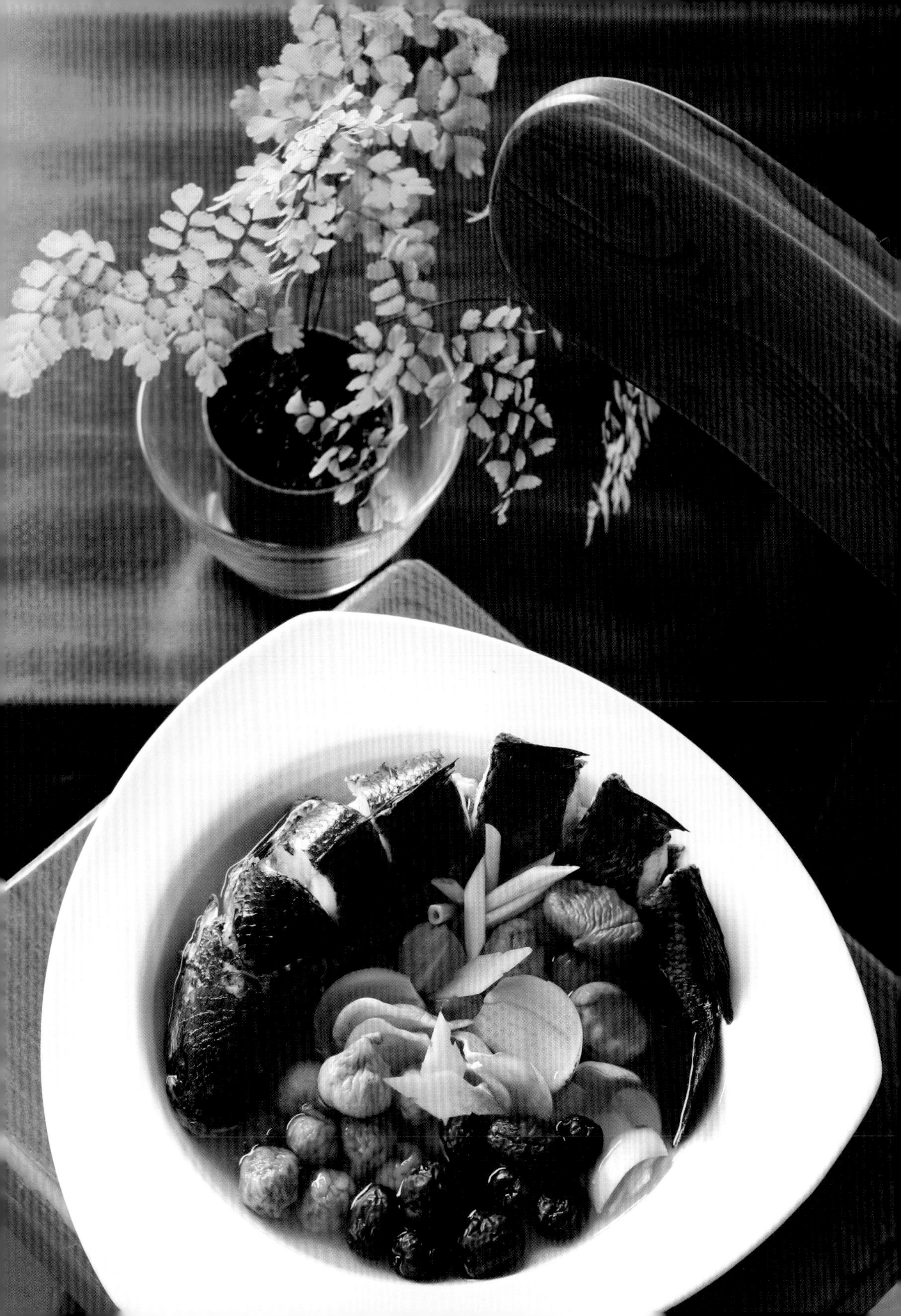

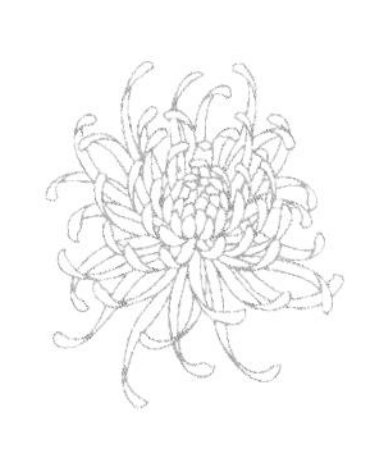

栗子百合燉鱺魚

養肺健胃、補氣生津、補脾利水

材料：

鱺魚 1 條（約 500 公克）、鮮栗子 200 公克、鮮百合 100 公克
黃耆 9 公克、無花果 8 顆、紅棗 20 公克、薑 5~6 片、蔥段少許

調味料：鹽適量、米酒少許

作法：

1 鱺魚去鱗，清除內臟後，洗淨切段。其他材料也都洗淨瀝乾，備用。

2 在砂鍋中放入鱺魚、黃耆、無花果及紅棗，倒入清水蓋過食材，先開大火煮沸後，改小火燉煮 30 分鐘。

3 再放下栗子、百合、薑片，再煮 10 分鐘後，放入蔥段，加鹽、米酒調味。

養生小辭典

- 鱺魚 又稱生魚、斑魚。能補脾利水，養肝益腎，去瘀生新、清熱祛風、補肝益腎、安胎通乳等功效。民間流傳吃生魚能促進傷口快速復原，很適合做為手術後的食療。
- 百合 潤肺，甯心，清熱止嗽，益氣調中。
- 栗子 又名板栗，益氣補脾、健胃。
- 無花果 滋陰健脾、益胃潤腸、清熱解毒。
- 黃耆 補氣、生津。

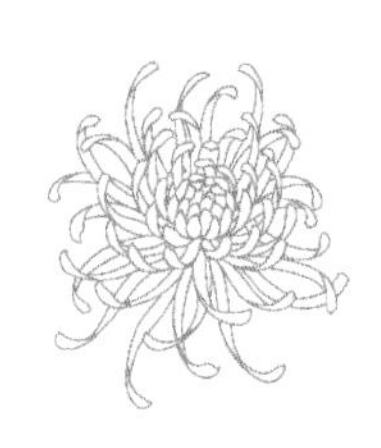

蘿蔔銀花魚片湯

補氣養血、清熱生津

材料：

鱸魚 1 條、金銀花 9 公克、黃耆 6 公克、香菇 4～5 朵
胡蘿蔔塊 120 公克、白蘿蔔塊 120 公克、薑 4～5 片、蔥段 2 根

調味料：

鹽適量、冰糖少許、米酒 1 茶匙

作法：

1 鱸魚先去鱗，摘除內臟洗淨後，片下魚肉切大塊，備用；魚骨留用。

2 金銀花、黃耆裝進濾紙袋；香菇洗淨泡軟；其他材料洗淨瀝乾備用。

3 湯鍋中放入金銀花黃耆濾紙袋、紅、白蘿蔔塊、魚骨和清水 1000 cc，以中小火先燉煮 30 分鐘後，撈除濾袋、魚骨。

4 再放下魚肉片、薑片、蔥段，煮到魚肉熟了之後，放入鹽和冰糖調味，最後淋上米酒。

養生小辭典

- 鱸魚 可改善失眠、腰腿酸軟、四肢乏力。
- 白蘿蔔 對胃部黏膜修護，促進消化機能有很好效果。
- 胡蘿蔔 含豐富 β 胡蘿蔔素，可以在體內轉換成維生素 A，維護視力並保護皮膜的健康。
- 黃耆 補氣、生津。
- 金銀花 清血解毒、抗炎解熱。

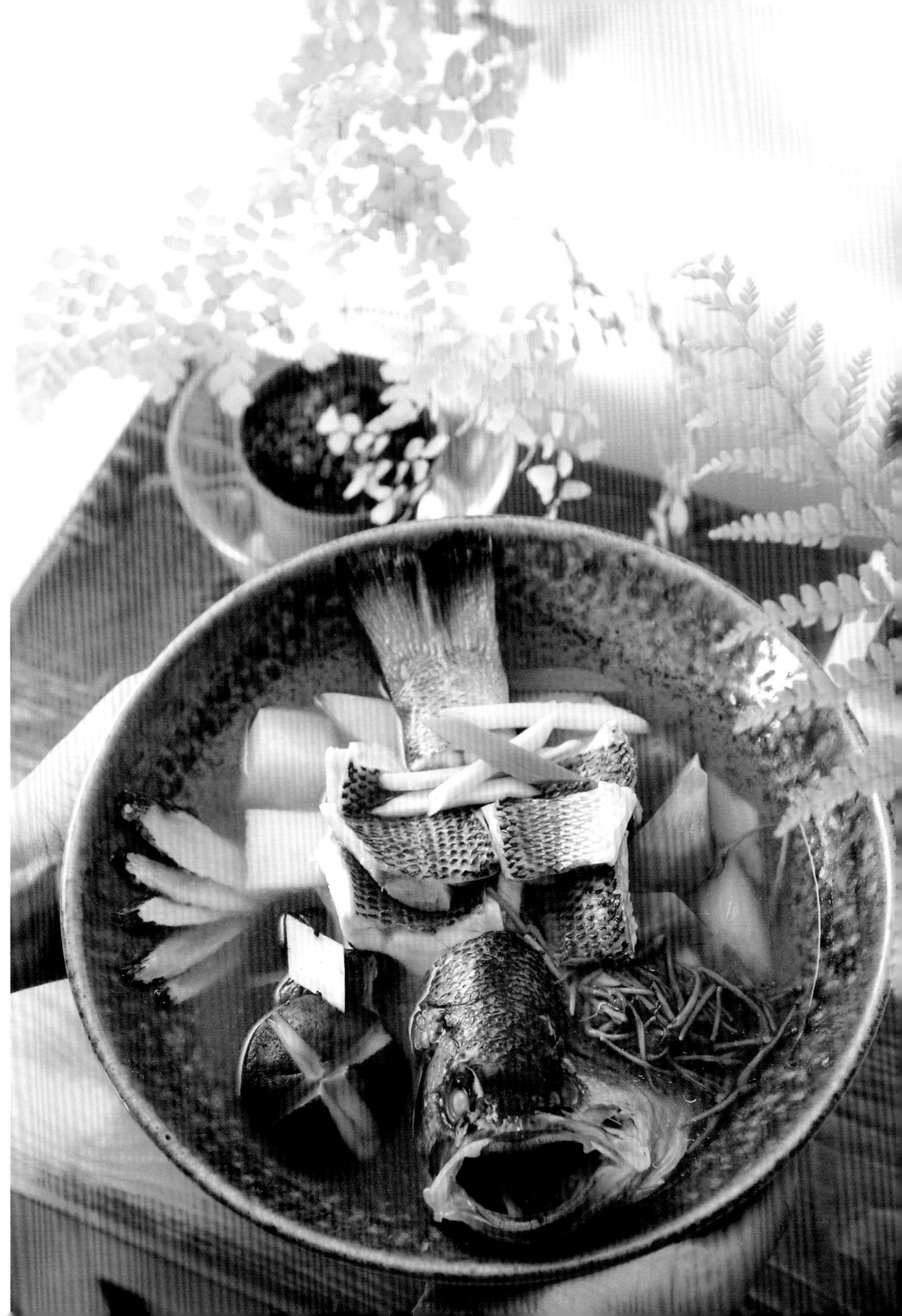

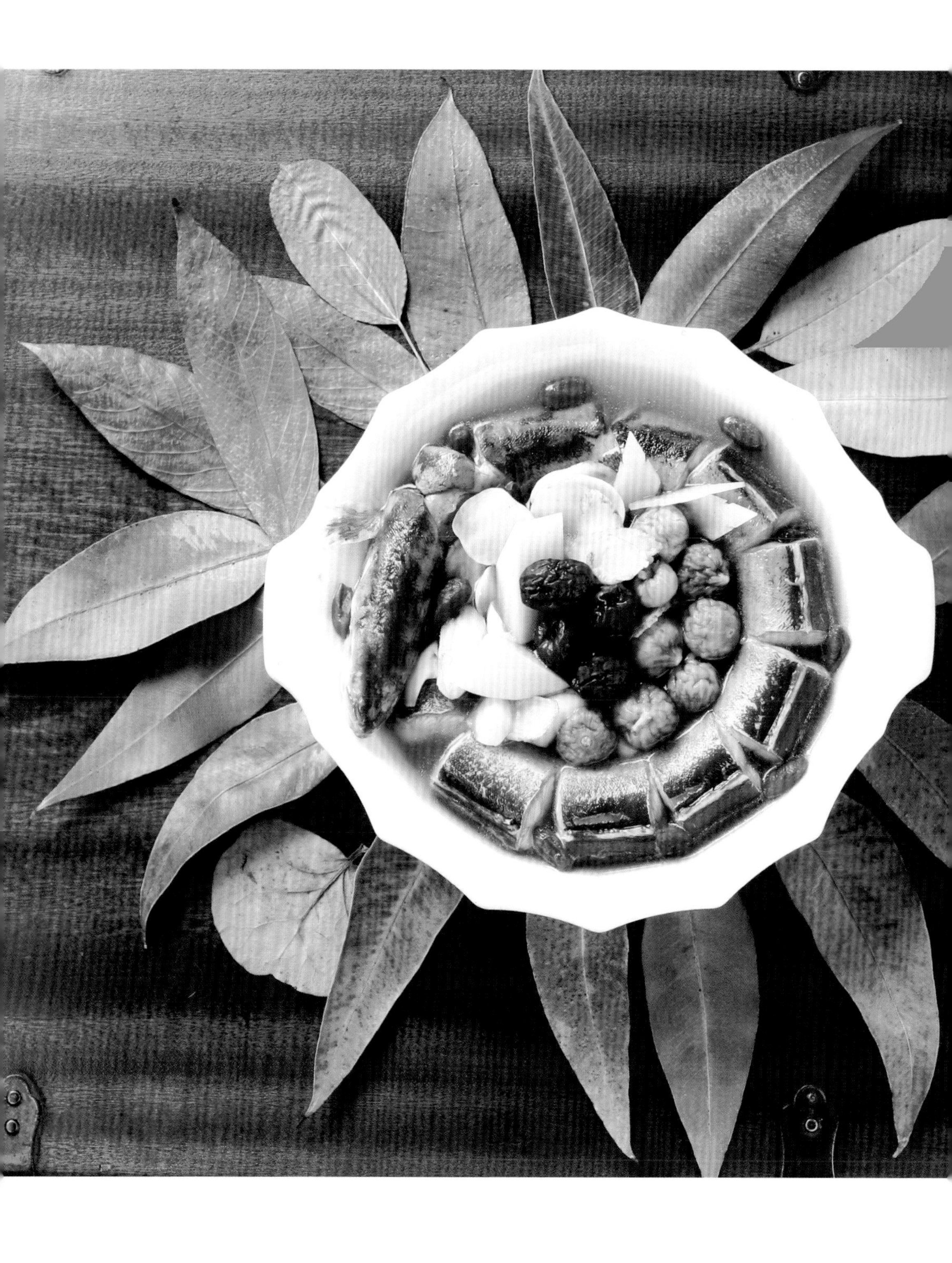

百合洋蔘燉鰻魚

養肺健胃、養顏美容、滋補養生

材料：

鰻魚 1 尾、西洋蔘片 12 公克、鮮百合 1 顆、鮮山藥 150 公克、無花果 10 顆、枸杞 15 公克、薑 2 片

調味料：鹽少許、米酒 15 cc

作法：

1 先將百合剝開洗淨，山藥洗淨去皮切塊，枸杞洗淨瀝乾，備用。

2 鰻魚先用清水沖洗乾淨，放入滾水鍋中，立即加蓋，至魚不再竄動，撈出置於冷水中洗淨，剔除內臟、腸泥後剁段。其他材料洗淨瀝乾，備用。

3 燉鍋中放入所有材料、調味料及適量清水（蓋過材料），蓋上鍋蓋或用保潔膜封口，放進電鍋，外鍋加 2 杯水，約燉煮 40 分鐘左右，至鰻魚軟爛，即可盛碗食用。

養生小辭典

- 鰻魚 含豐富的蛋白質、維生素 B2 及鈣質，可修補肌膚皺紋，增加皮膚彈性、延遲老化、養顏美容、滋補養生、強化血管、預防動脈硬化。
- 西洋蔘 補肺降火，養胃生津。
- 百合 潤肺、寧心、清熱止嗽、益氣調中。
- 山藥 養脾第一聖品，能增強免疫力。
- 無花果 滋陰健脾、清熱解毒。

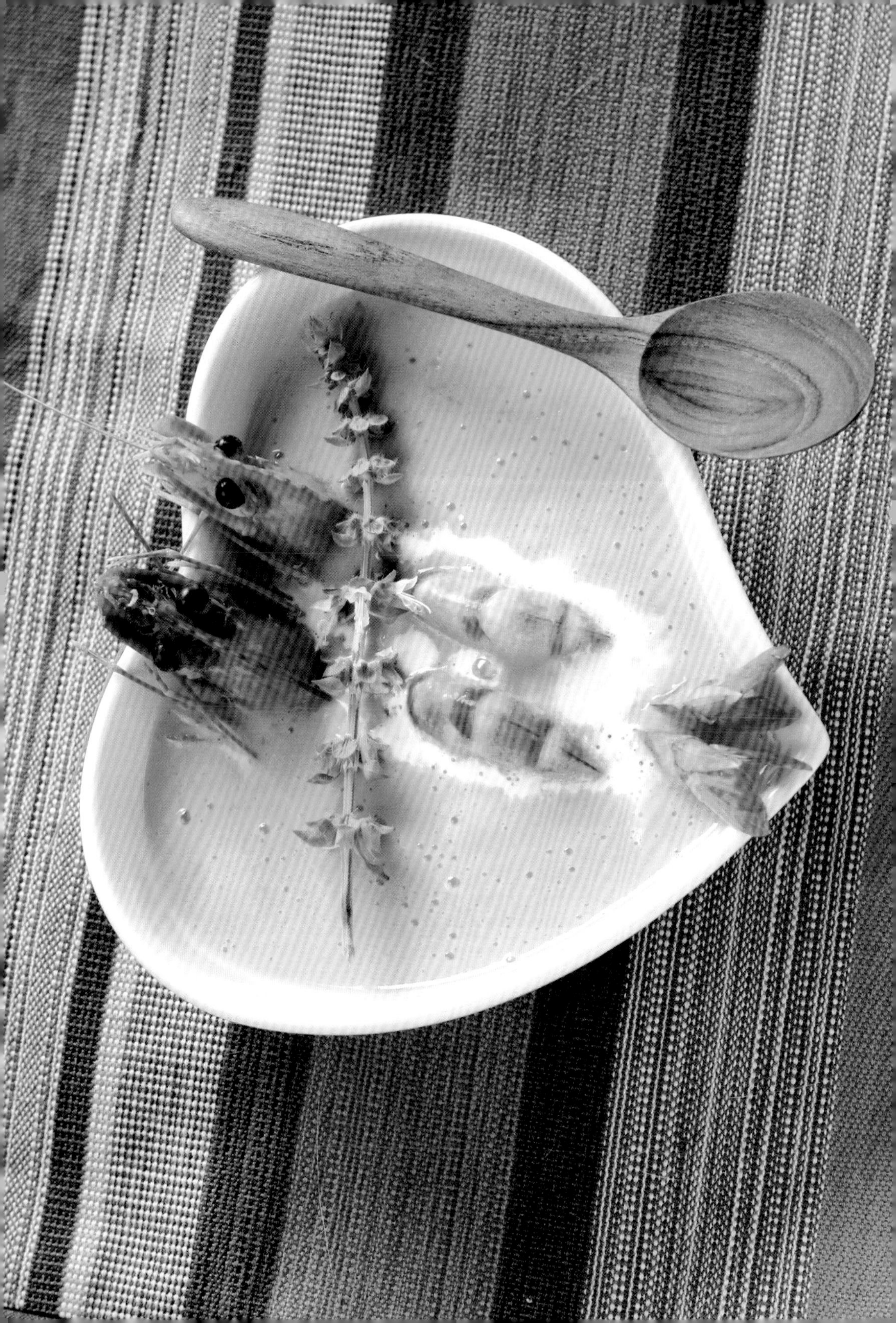

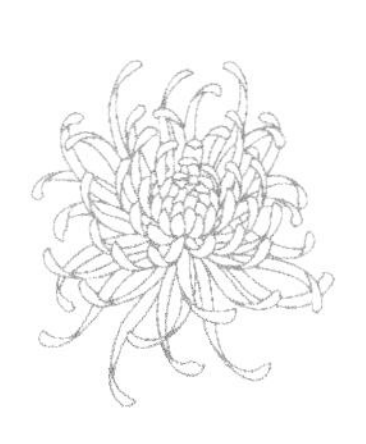

蘋果南瓜濃湯

益心斂肺、排毒養顏、防癌抗衰老

材料：

草蝦 2 隻、南瓜（去皮、籽）300 公克、胡蘿蔔（去皮）100 公克
蘋果（去皮、芯）1 顆、動物性鮮奶油 1 大匙、全脂鮮奶 100 cc
清水 300 cc、枸杞 10 公克

調味料：鹽少許、黑胡椒粉少許

作法：

1 草蝦剝殼，去沙腸，洗淨後汆燙，備用。

2 蘋果洗淨切塊、枸杞洗淨瀝乾，備用。

3 南瓜、胡蘿蔔洗淨切塊，放入電鍋蒸 20 分鐘取出。放入果汁機中與蘋果、鮮奶、水一同打勻後，倒入湯鍋中，並放入鮮奶油一起放入煮沸後，轉小火，再加入枸杞續煮 3 分鐘，加鹽調味拌勻熄火。

4 將南瓜濃湯盛入湯碗裡，放上草蝦，撒上黑胡椒粉增加風味。

養生小辭典

- 南瓜 補中益氣、益心斂肺。南瓜皮利水效果極佳，南瓜籽則含有豐富的微量元素。多吃南瓜能預防糖尿病、高血壓。
- 胡蘿蔔 含豐富的 β 胡蘿蔔素，可以在體內轉換成維生素 A，維護視力、保護皮膜健康，並有抗氧化功能，能清除人體內的自由基，進而防癌抗衰老。
- 蘋果 能幫助消化體內高油脂食物，有抗癌、預防中風、排毒養顏、中和酸性、治療便秘以及預防心血管疾病、骨質疏鬆症。
- 蝦 蛋白質豐富，味道鮮美，可補腎、壯陽、益氣、開胃。

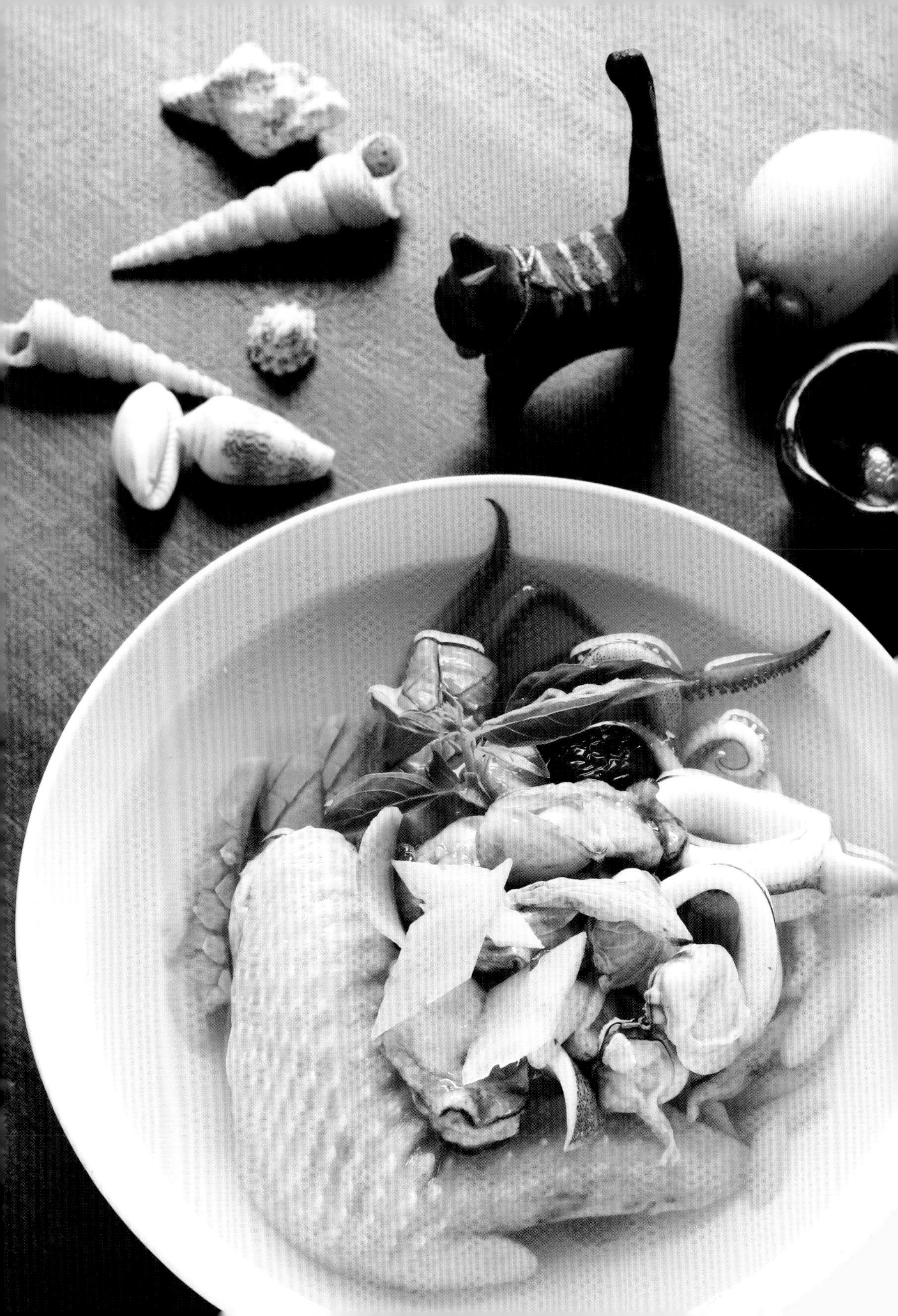

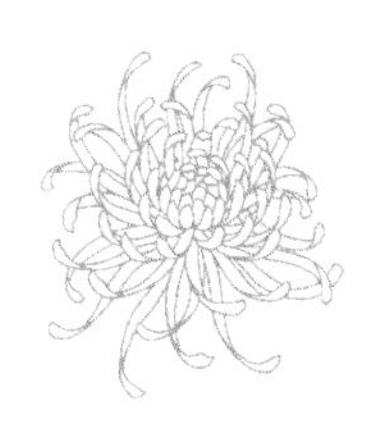

蔘棗鳳翅海鮮湯

潤肺補氣、滋陰明目、調節免疫力、抗衰老

材料：

雞翅1隻、草蝦3隻、鮮蚵60公克、魷魚3片、透抽3片、東洋蔘9公克、麥冬6公克、紅棗6顆、薑2片、蔥段1根、高湯700cc

調味料：鹽適量、冰糖少許、米酒少許

作法：

1 所有材料(東洋蔘除外)，洗淨瀝乾，再將雞翅汆燙，備用。

2 鍋中放入雞翅、紅棗、麥冬、薑片、高湯700cc，先以大火煮沸後，改中小大火熬煮10分鐘。

3 續放入東洋蔘、草蝦、鮮蚵、魷魚、透抽，到食材全熟。

4 依個人口味加入適量鹽、冰糖、米酒調味，撈除浮渣後即成。

養生小辭典

- 雞肉 溫中益氣、補精填髓、益五臟、補虛損。可改善因身體虛弱引起的乏力、頭暈等症狀。
- 蛤蜊 性寒，味鹹。可滋陰明目、利水、消煩、解渴，還可緩解夜間盜汗等症狀。
- 魷魚 除了富含蛋白質及人體所需的氨基酸外，還含有大量牛黃酸，可預緩解疲勞，恢復視力，改善肝臟功能。
- 透抽 又名中卷，含豐富蛋白質、礦物質、維他命及牛磺酸等營養，熱量低。補腎填精、開胃利水。

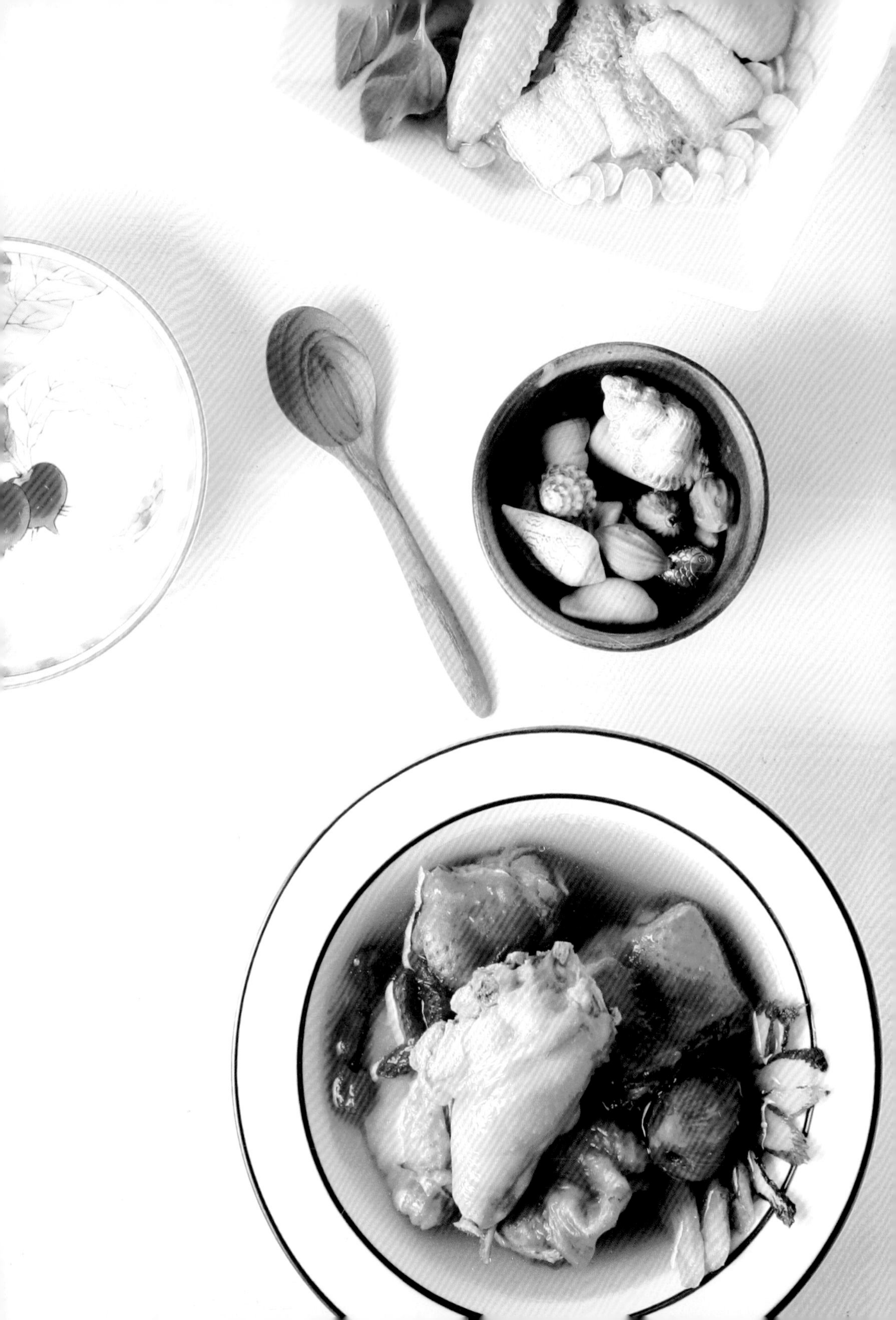

秋天喝好湯。肉類

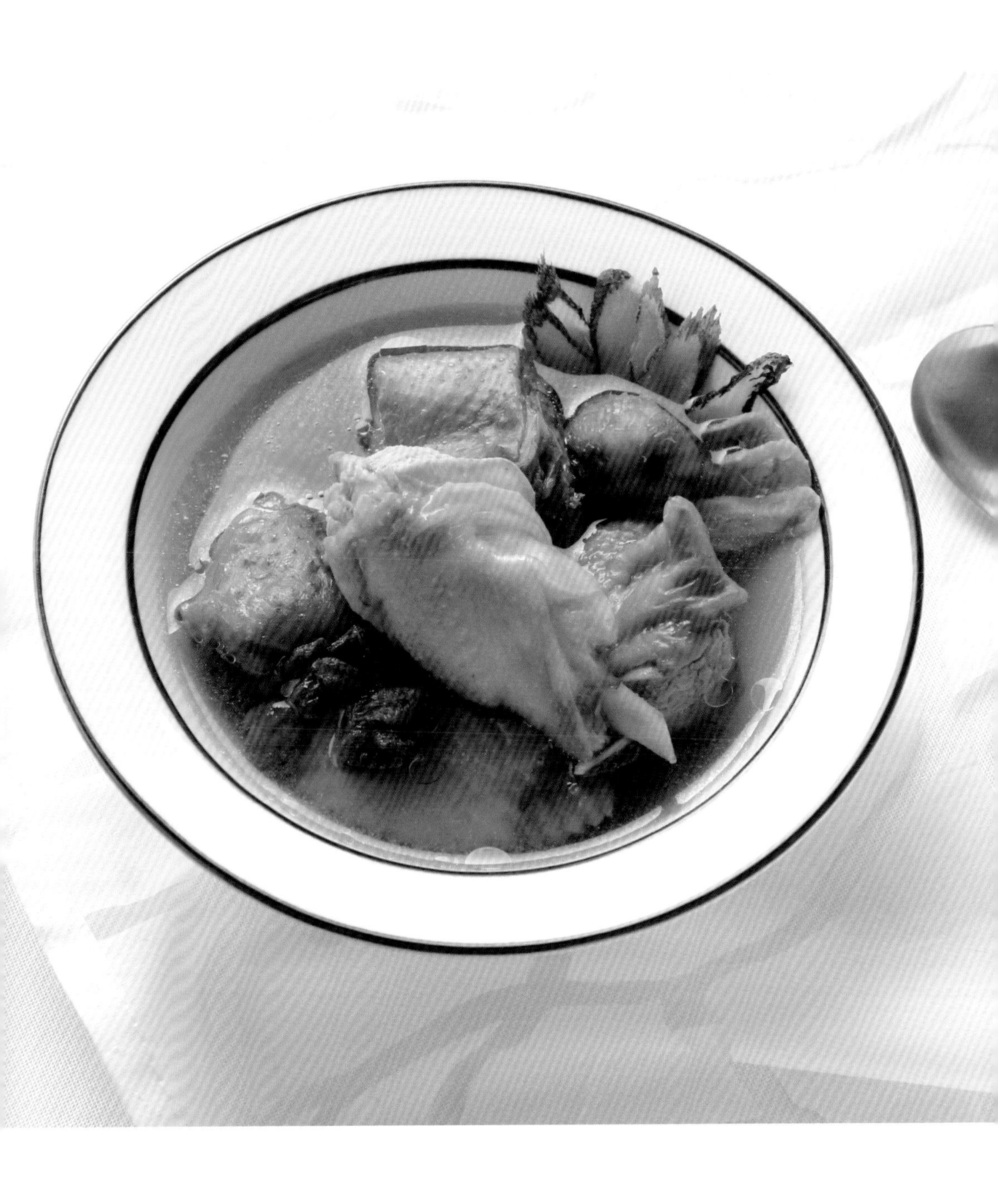

黨蔘蜜棗雞湯

補中益氣、生津養血、補益脾胃

材料：

仿土雞600公克、黨蔘12公克、黃耆9公克、枸杞15公克
蜜棗5顆、高湯1500cc

調味料：鹽適量、糖少許、米酒少許

作法：

1 雞洗淨切塊後，汆燙備用。黨蔘、黃耆、枸杞洗淨，瀝乾備用。

2 鍋中放入雞塊、黨蔘、黃耆、蜜棗及約1500 cc高湯，開大火煮沸，轉小火燉約50分鐘。

3 最後放入枸杞，續煮2分鐘熄火，依個人口味，加鹽、糖和米酒調味，即可食用。

養生小辭典

- 雞 含有豐富蛋白質，脂肪含量卻很低，且所含的脂肪多為不飽和脂肪酸，是兒童、中老年人、心血管疾病患者、病中病後虛弱者理想的補益食品。

- 黨蔘 補中益氣、生津養血。能提神益智、減輕疲勞、改善消化吸收、加強新陳代謝與脂肪代謝等功能。

- 黃耆 有中度利尿及降壓功效，能擴張冠狀血管及全身末梢血管，使血壓下降，還有止汗作用。

- 蜜棗 補益脾胃、滋養陰血、養心安神。

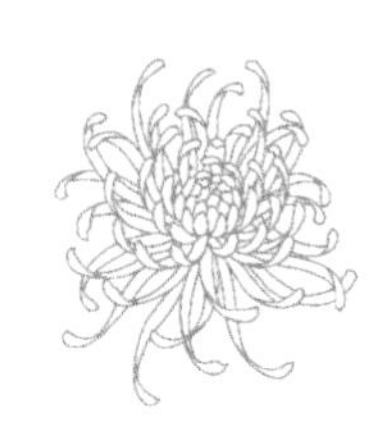

黃耆茯苓煲烏雞

補氣生津、滋陰潤燥、營養補虛

材料：

烏骨雞 1/2 隻、尾冬骨 200 公克、黃耆 10 公克、茯苓 12 公克
高湯 2000cc、無花果 5～6 顆、紅棗 30 公克、薑 3～4 片

調味料：鹽、冰糖、米酒各少許

作法：

1 雞、尾冬骨剁塊，放入滾水中汆燙，撈起後用清水沖洗乾淨，備用。

2 鍋中放入雞塊、尾冬骨、黃耆、茯苓、無花果、紅棗、薑片及約 2000 cc 高湯，先開大火煮滾，水滾後轉小火再煮 40 分鐘，直到肉質熟軟。

3 最後放入枸杞續煮 2 分鐘後熄火，依個人口味，加鹽、糖和米酒調味，即可食用。

養生小辭典

- 烏骨雞 所有雞種中肉的分子最小，營養素最容易被人體腸胃吸收，是幼兒、中老年人、心血管疾病患者、病中病後體虛者的理想補品。

- 豬小腱 豬小腱子油脂極少、肉質紮緊。能滋陰潤燥、營養補虛。

- 尾冬骨 又名脊骨，富含蛋白質、脂肪、維生素及大量磷酸鈣、骨膠原、骨粘蛋白等，可補肝腎、強筋骨、壯腰膝。

- 茯苓 是一種多孔菌科真菌類，多半生於松樹下。能促進、強化人體的免疫機能，且有利尿作用，經常服用對老人性浮腫、肥胖及癌症預防均有幫助。

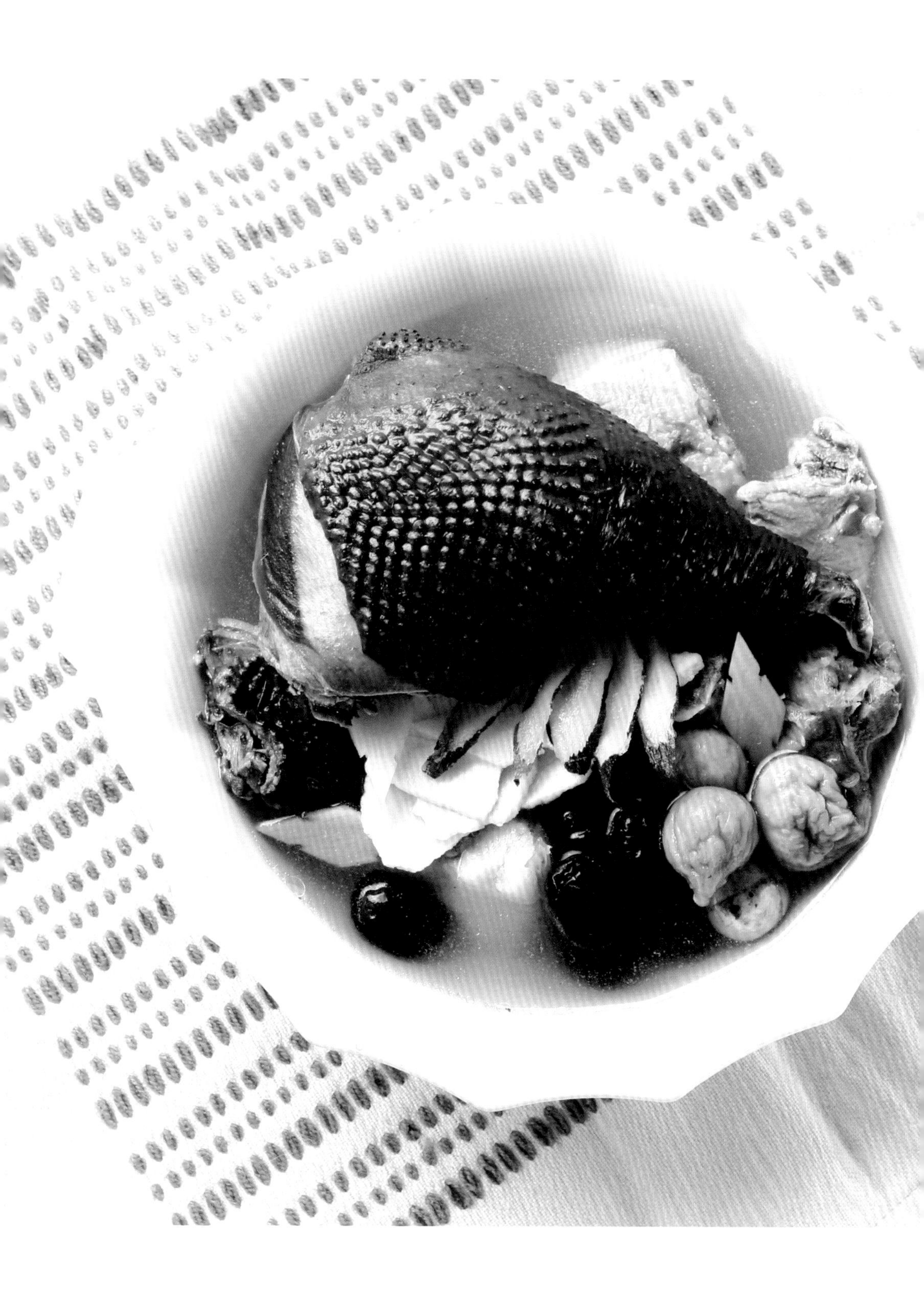

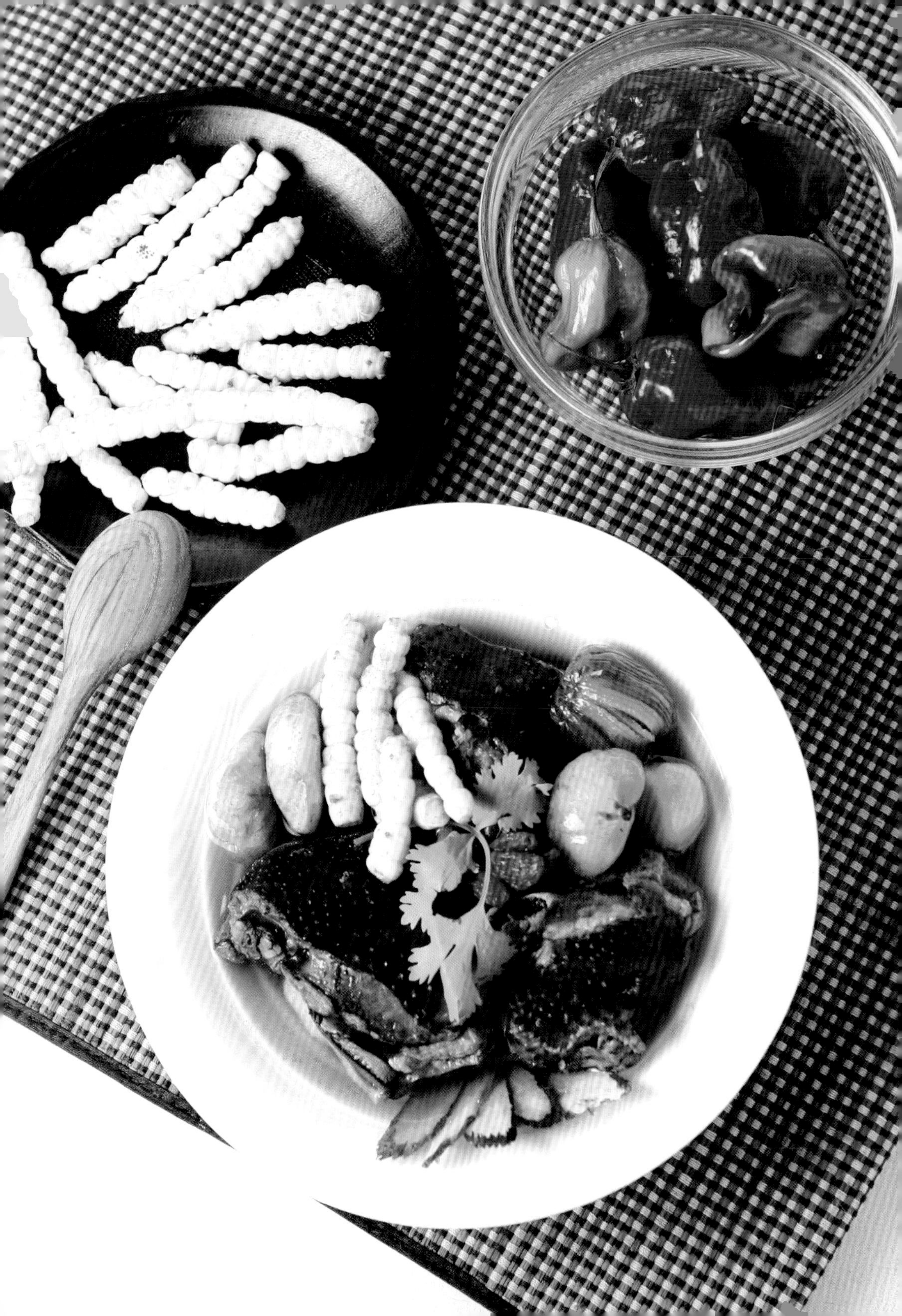

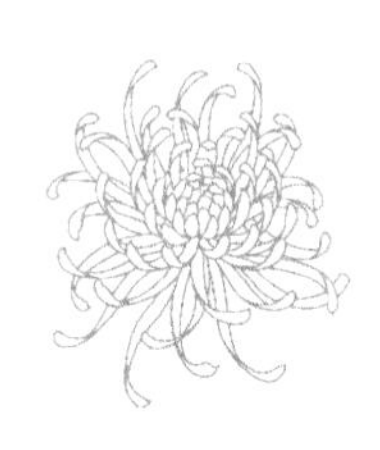

蟲草燉烏雞

溫肺益氣、健身美顏、延緩衰老

材料：

烏骨雞 1 隻、白蟲草 100 公克、新鮮栗子 200 公克
去殼菱角 300 公克、黃耆 9 公克、蜜棗 3 顆、枸杞 12 公克
薑 2 片、高湯 2000cc

調味料：鹽適量、冰糖少許、米酒 15cc

作法：

1 雞剁塊汆燙後洗淨，其餘材料也分別洗淨，備用。

2 在湯鍋中放入雞塊、蟲草、黃耆、栗子、菱角、蜜棗、薑片和高湯，先開大火煮到滾，再轉小火煮 40 分鐘後，放下枸杞再煮 3 分鐘。

3 最後加適量鹽和少許冰糖調味，熄火後淋上米酒。

養生小辭典

- 烏骨雞 營養素最容易被人體腸胃吸收，是幼兒、中老年人、心血管疾病患者、病中病後體虛者的理想補品。

- 白蟲草 又名地蠶、土冬蟲草，是唇形科水蘇屬植物的乾燥根莖，外形看來與冬蟲夏草非常相似，但並不相同，市場上常有人用它混充價昂的冬蟲夏草。白蟲草含蛋白質、維生素、豐富的鐵質和氨基酸，具有益腎潤肺的功效，是民間常用做燉補的婦科要藥，白蟲草燉豬蹄，可以增產婦泌乳。

- 栗子 別名人蔘果，益氣補脾、補腎強筋，活血止血。

- 菱角 清熱解毒、除煩止渴、利尿通乳。

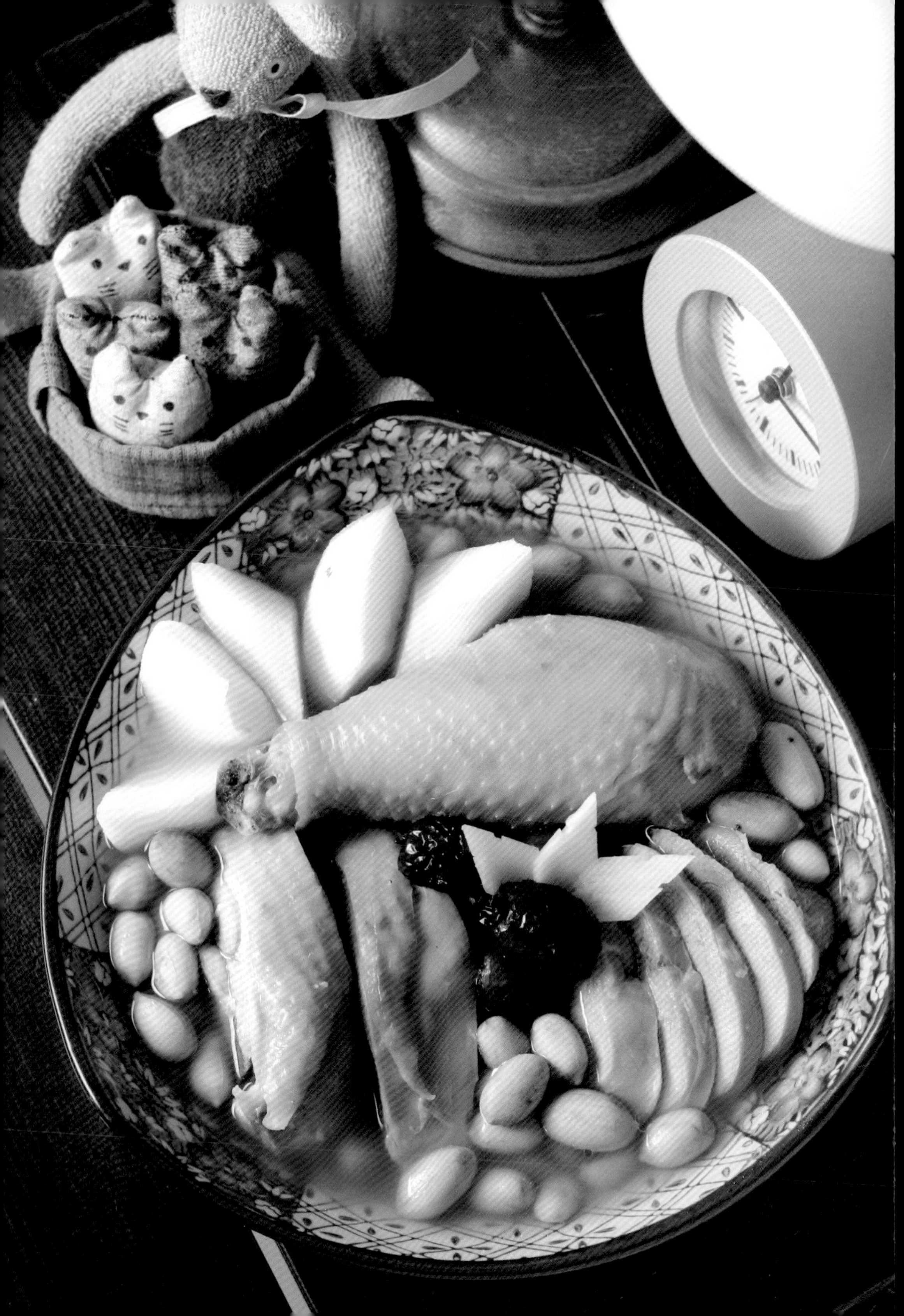

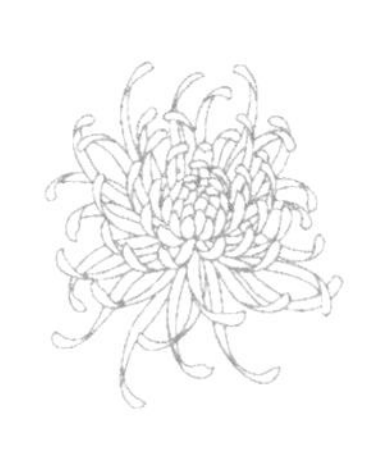

長生雪梨燉雞湯

潤喉化痰、清心降火、滋養補益、延年益壽

材料：

花生仁 150 公克、水梨 1 顆、仿土雞腿 600 公克、豬小腱 3 顆
紅棗 8 粒、薑 2 片、高湯 1500cc

調味料：鹽適量、冰糖少許

作法：

1 將花生仁洗淨，泡水 4 小時；水梨洗淨切塊備用。

2 雞腿剁塊後洗淨，與豬小腱分別用滾水汆燙，用清水洗淨，備用。

3 湯鍋中放入所有材料，和高湯 1500 cc，先以大火煮沸後，轉小火煮 30 分鐘，撈除水梨，取出豬小腱切片。

4 最後依個人口味，加入適量鹽、少許冰糖調味，拌勻後盛入湯碗內，擺上豬小腱肉片。

養生小辭典

- 雞肉 溫中益氣、益五臟、補虛損。
- 豬小腱 滋陰潤燥、營養補虛。
- 花生 又名落花生、長生果。滋養補益，有助於延年益壽。
- 水梨 鎮咳化痰、潤喉消炎、改善支氣管炎、解毒清熱、清心降火。
- 紅棗 補益脾胃，滋養陰血，養心安神。

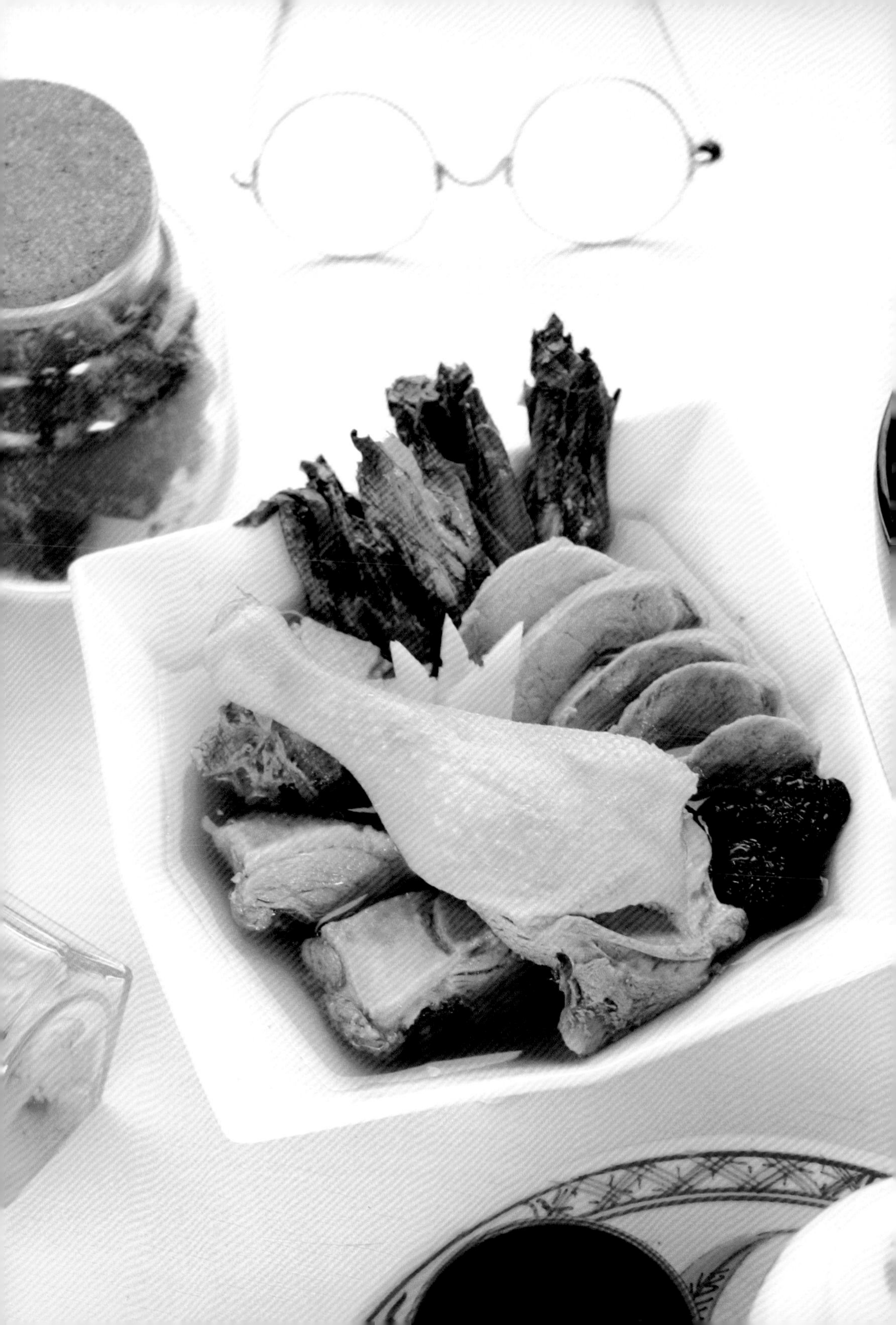

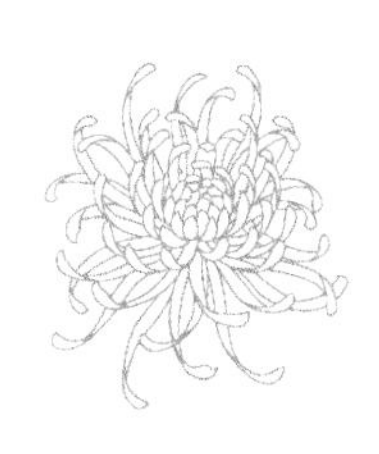

蓮花鴨

滋陰潤燥、健脾、祛風溼酸痛、降血壓

材料：

淨鴨 1/2 隻、豬小腱 2 顆、香水蓮花 (乾品)6～8 朵、無花果 6 粒
紅棗 10 粒、薑 2 片

調味料：鹽適量、冰糖少許

作法：

1 鴨肉剁塊，鴨塊、豬小腱放入滾水中汆燙後洗淨備用。

2 蓮花、無花果、紅棗洗淨瀝乾備用。

3 燉盅裡放入鴨塊、豬小腱、無花果、紅棗、薑片、高湯 1500 cc及調味料，蓋上盅蓋。

4 放入電鍋中，外鍋放 2 杯水，燉約 40 分鐘後，取出豬小腱切片，再放回湯中，即可盛碗食用。

養生小辭典

- 鴨肉 大補虛勞、滋五臟之陰、清虛勞之熱、補血行水、養胃生津。
- 蓮花 性溫，能清暑，有開胃止渴、清涼降火之效。
- 無花果 滋陰健脾、益胃潤腸、清熱解毒和消腫止血。
- 豬小腱 滋陰潤燥、營養補虛。

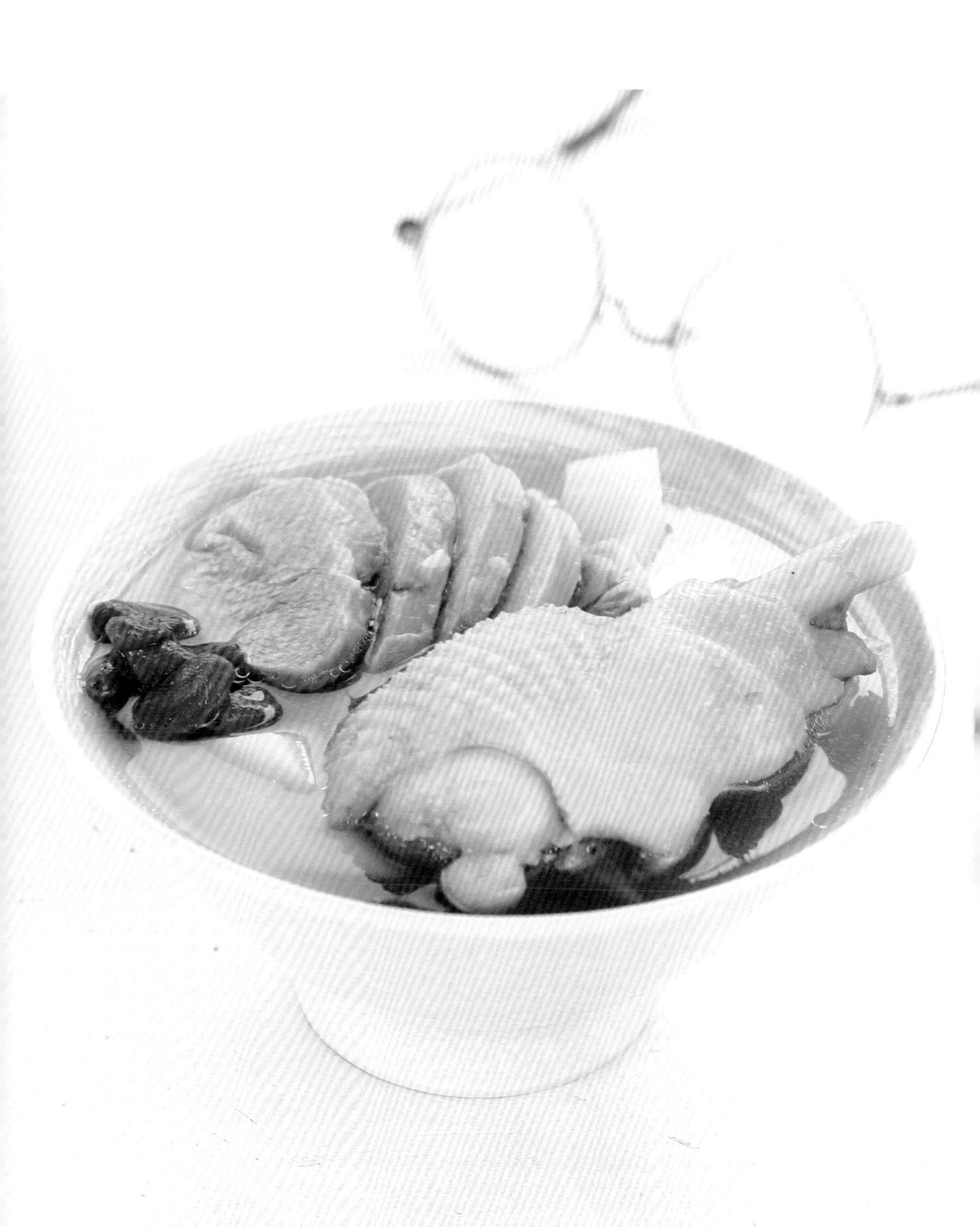

山藥枸杞燉鴨湯

滋五臟之陰、清虛勞之熱、促進和調節免疫力

材料：

淨鴨 1/2 隻、豬小腱 2 顆、鮮山藥 200 公克、枸杞 12 公克、
薑片 6 公克、高湯 2000cc

調味料：鹽適量、糖少許、米酒少許

作法：

1 鮮山藥洗淨，去皮切塊（泡清水防變褐黑）；枸杞洗淨瀝乾，備用。

2 鴨洗淨切塊，鴨塊、豬小腱放入滾水中汆燙，撈起洗淨瀝乾，備用。

3 湯鍋中放入鴨塊、豬小腱、薑片和高湯 2000 cc開大火煮沸，改小火慢燉 1 小時，放入山藥塊、枸杞，續煮 10 分鐘，到肉質軟爛；取出豬小腱切片再放回湯中。

4 最後依個人口味酌量加鹽、糖調味，拌勻後，淋點米酒提香。

養生小辭典

- 鴨肉 大補虛勞、滋五臟之陰、清虛勞之熱、 補血行水、養胃生津、清熱健脾。
- 子排 富含蛋白質、脂肪、維生素，還含有大量磷酸鈣、骨膠原，可為幼兒和老人提供鈣質。具有滋陰潤燥、益精補血的功效。
- 山藥 健脾補肺、固腎益精，並能增強免疫功能，抑制細胞突變及降低膽固醇。
- 枸杞 促進調節免疫功能、保肝、抗衰老。

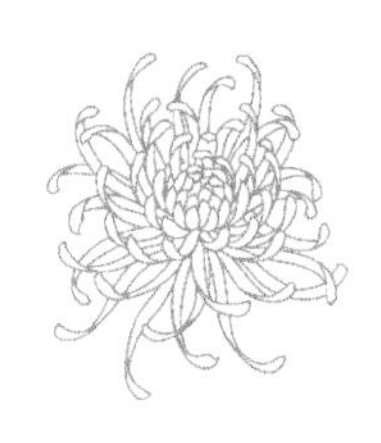

黃精山藥牛肉湯

養肺補脾、益腎補精

材料：

牛腱子600公克、胡蘿蔔200公克、黃精12公克
鮮山藥150公克、黃耆12公克、枸杞12公克、八角3粒
薑片12公克、蔥段2根、水1800cc

調味料：

冰糖15公克、鹽適量、米酒5cc

作法：

1 牛腱汆燙洗淨後；山藥、胡蘿蔔去皮洗淨切塊，備用。

2 鍋中放入牛腱、黃精、山藥、黃耆、八角、薑片、蔥、冰糖及米酒，加水蓋過材料，先以大火煮滾，轉小火燜煮約40分鐘。

3 接著放入胡蘿蔔、山藥，再煮20分鐘，至牛腱、胡蘿蔔軟爛；取出牛腱肉切片再放回湯中，最後放入枸杞，再加鹽調味。

養生小辭典

- 牛肉 補脾胃、益氣血、強筋骨、消水腫。富含蛋白質能提高機體抗病能力，尤其適合手術後及病後調養的人補充失血、修復組織。
- 胡蘿蔔 豐富的β胡蘿蔔素，可以在體內轉換成維生素A，維持視力、保護皮膜健康，並有抗氧化功能，能清除人體內的自由基。
- 黃精 主治陰虛勞嗽、肺燥咳嗽、腎虛精虧、消渴、脾胃虛弱。
- 山藥 健脾補肺、固腎益精。

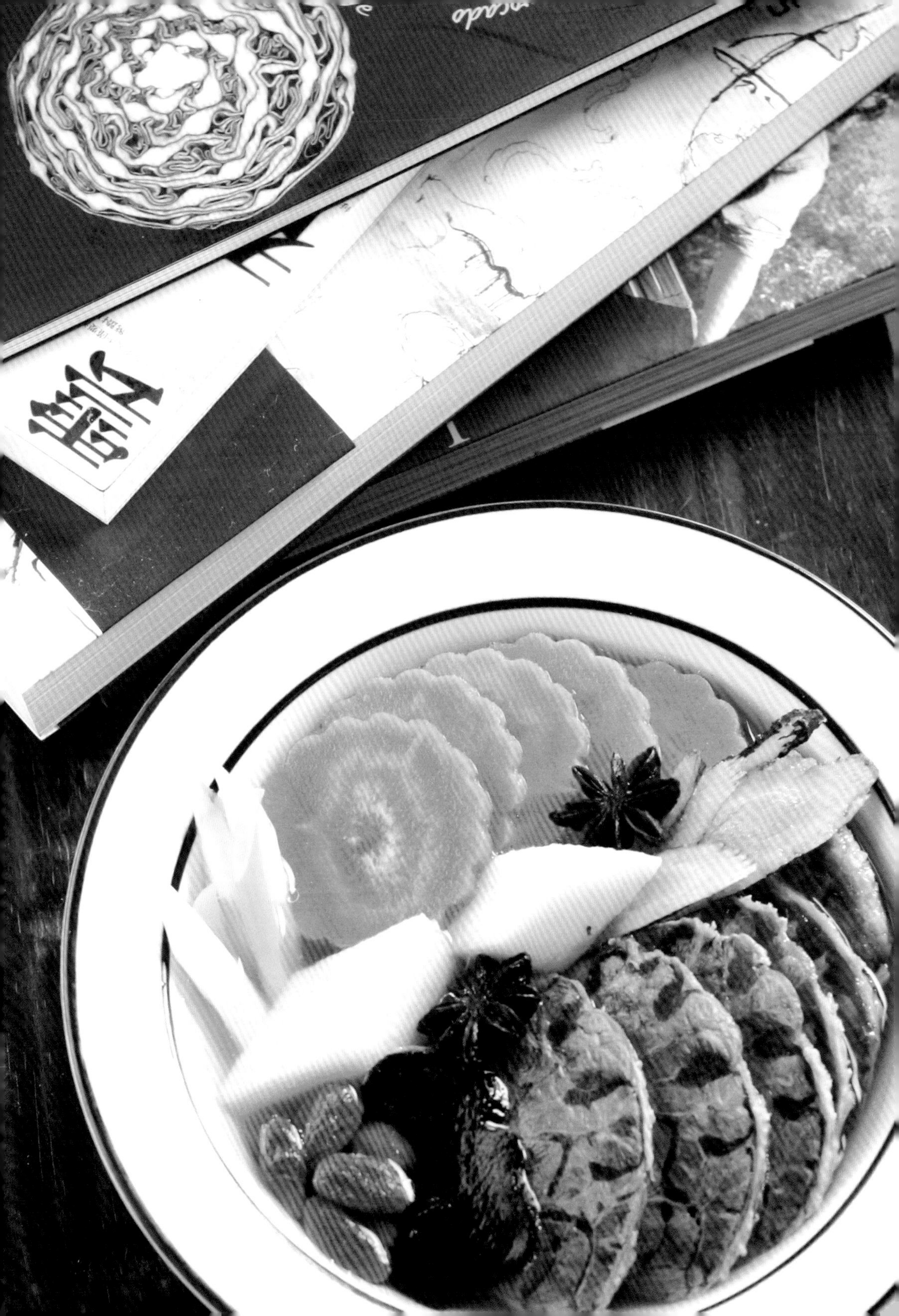

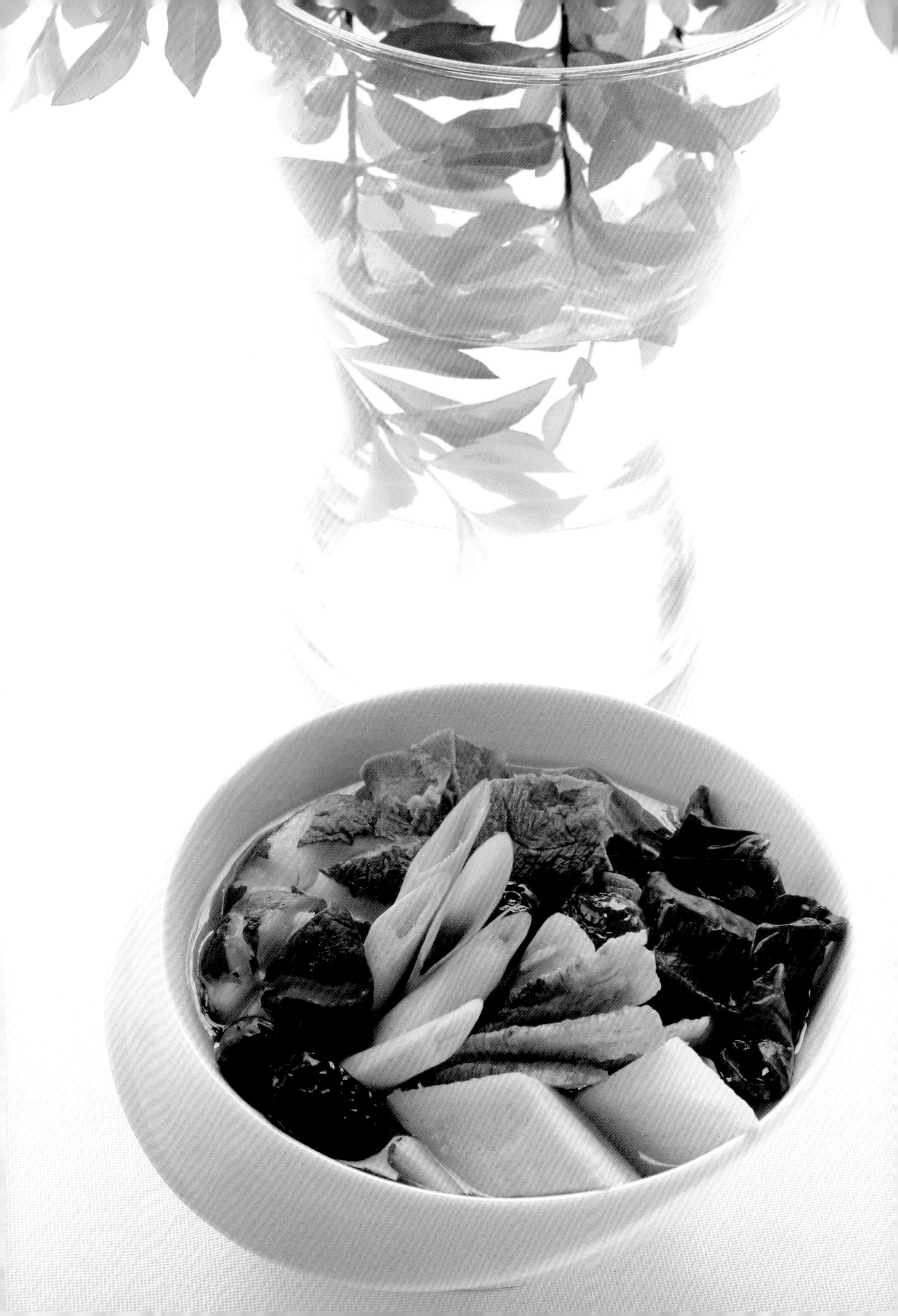

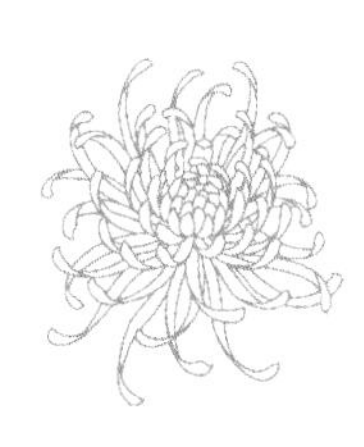

香菇雲耳牛肉湯

清肺益氣、生津養血、滋膚美顏

材料：

牛肉600公克、香菇8朵、雲耳30公克、馬鈴薯2顆
黨蔘12公克、紅棗10顆、蔥段2根、水1800cc

調味料：冰糖15公克、鹽適量、米酒5cc

作法：

1 香菇、雲耳洗淨泡發切塊；馬鈴薯去皮洗淨切塊；牛肉汆燙洗淨後切塊，備用。

2 鍋中放入香菇、雲耳、牛肉、黨蔘、紅棗、蔥、冰糖及米酒，加水蓋過材料，先以大火煮滾後，轉小火燜煮約40分鐘。

3 接著放入馬鈴薯，續煮20分鐘，到牛肉、馬鈴薯熟軟，加適量鹽調味。

養生小辭典

- 牛肉 補脾胃、益氣血、強筋骨、消水腫。富含蛋白質能提高機體抗病能力，尤其適合手術後及病後調養的人補充失血、修復組織。

- 馬鈴薯 又名洋芋，原產於秘魯，因含有高度的營養價值，被美國的營養學家推崇「十全十美」的食物，在法國則有「地下的蘋果」美譽。馬鈴薯含鉀豐富，對防治高血壓、改善氣喘或過敏體質，有一定功效。

- 香菇 能改善氣血虛弱、納少食積等症狀。

- 木耳 涼血止血、活血補血，利五臟、清肺益氣。木耳的鈣、鐵含量豐富，是所有女性和一般民眾補充鈣、鐵等營養素的最佳選擇。

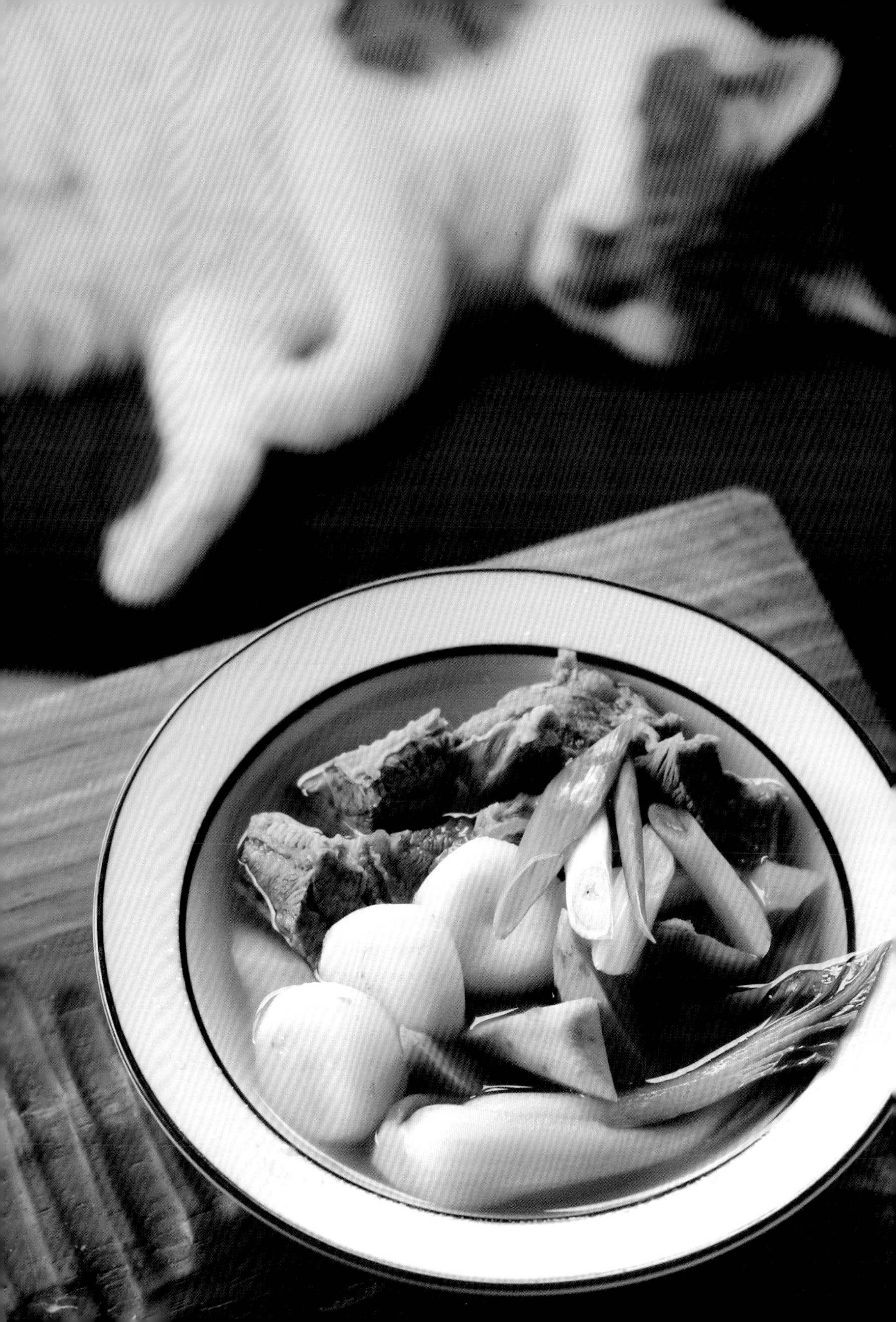

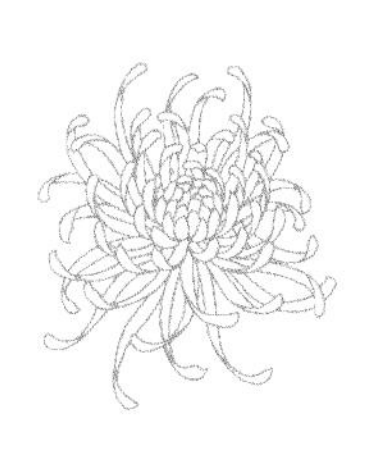

牛蒡牛肉湯

清熱益氣、滋養脾胃、強健筋骨

材料：

牛腩 600 公克、牛蒡 200 公克、胡蘿蔔 150 公克、荸薺 150 公克
青江菜 3 棵、薑 2 片、蔥段 2 根、水 1800cc

調味料：冰糖 15 公克、鹽適量、米酒 5cc

作法：

1 牛蒡洗淨切滾刀塊；胡蘿蔔、荸薺去皮洗淨切塊；青江菜洗淨汆燙，牛腩汆燙洗淨切塊備用。

2 鍋中放入牛蒡、胡蘿蔔、牛腩、薑片、蔥、冰糖及米酒，加水蓋過材料，先以大火煮滾後，改小火燜煮約 40 分鐘。

3 接著放入荸薺，續煮 20 分鐘，加入適量鹽調味，放入青江菜，煮熟便可熄火盛碗。

養生小辭典

- 牛腩 是牛的五花肉，筋肉相連，適合燒、燉烹煮。牛肉有補中益氣、滋養脾胃、強健筋骨、化痰息風、止渴止涎等功效。

- 牛蒡 所含寡糖及膳食纖維，可健胃整腸，消脹氣，改善便秘，避免宿便，有助直腸癌的預防。牛蒡含菊糖，很適合糖尿病患者食用，此外，牛蒡還有抑菌及降膽固醇等功效。

- 胡蘿蔔 可維護眼睛和皮膚健康，提高人體機能免疫力，降低血脂肪、血糖和膽固醇，也是糖尿病患者的最佳食物。

- 荸薺 俗稱馬蹄，皮色紫黑、肉質潔白、味甜多汁、清脆可口，自古有「地下雪梨」的美譽。具有清熱、止渴、開胃、清食、化痰、益氣、明目等食療功效。

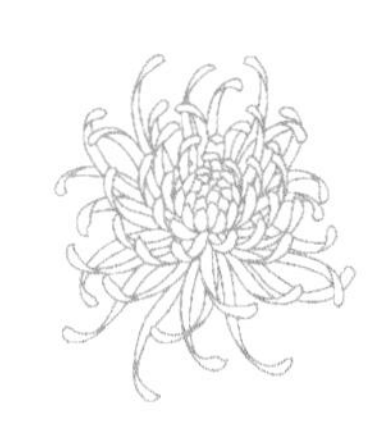

山藥羊肉湯

健脾補肺、補中益氣，調和人體機能及免疫力

材料：

鮮山藥 150 公克、胡蘿蔔 100 公克、枸杞 12 公克
小羔羊肉片 100 公克、高湯 1500cc、薑絲、九層塔適量

調味料：鹽 1 小匙、冰糖 1 小匙、米酒 2 小匙

作法：

1 山藥、胡蘿蔔洗淨，去皮切塊；枸杞洗淨瀝乾，備用。

2 湯鍋中放入山藥、胡蘿蔔和高湯 1500 cc，以中小火燉煮 30 分鐘後，夾取羊肉片放入鍋中涮幾下到 7 分熟後備用。

3 枸杞放入鍋中稍煮 2 分鐘後熄火，加入冰糖、鹽調味後盛碗。

4 在碗中擺上羊肉片、薑絲，並隨個人喜好添加九層塔，再淋點米酒提味。

養生小辭典

- 山藥 健脾補肺、固腎益精。能增強免疫功能、降低膽固醇。
- 胡蘿蔔 有助維護眼睛和皮膚健康，提高人體免疫力，降低血脂肪、血糖和膽固醇，也是糖尿病患者的最佳食物，經常食用還能降低癌症發病率。
- 羊肉 補中益氣、溫中暖下。
- 枸杞 降血糖、膽固醇、促進造血功能，增強免疫力並能保肝、增加抗病能力。

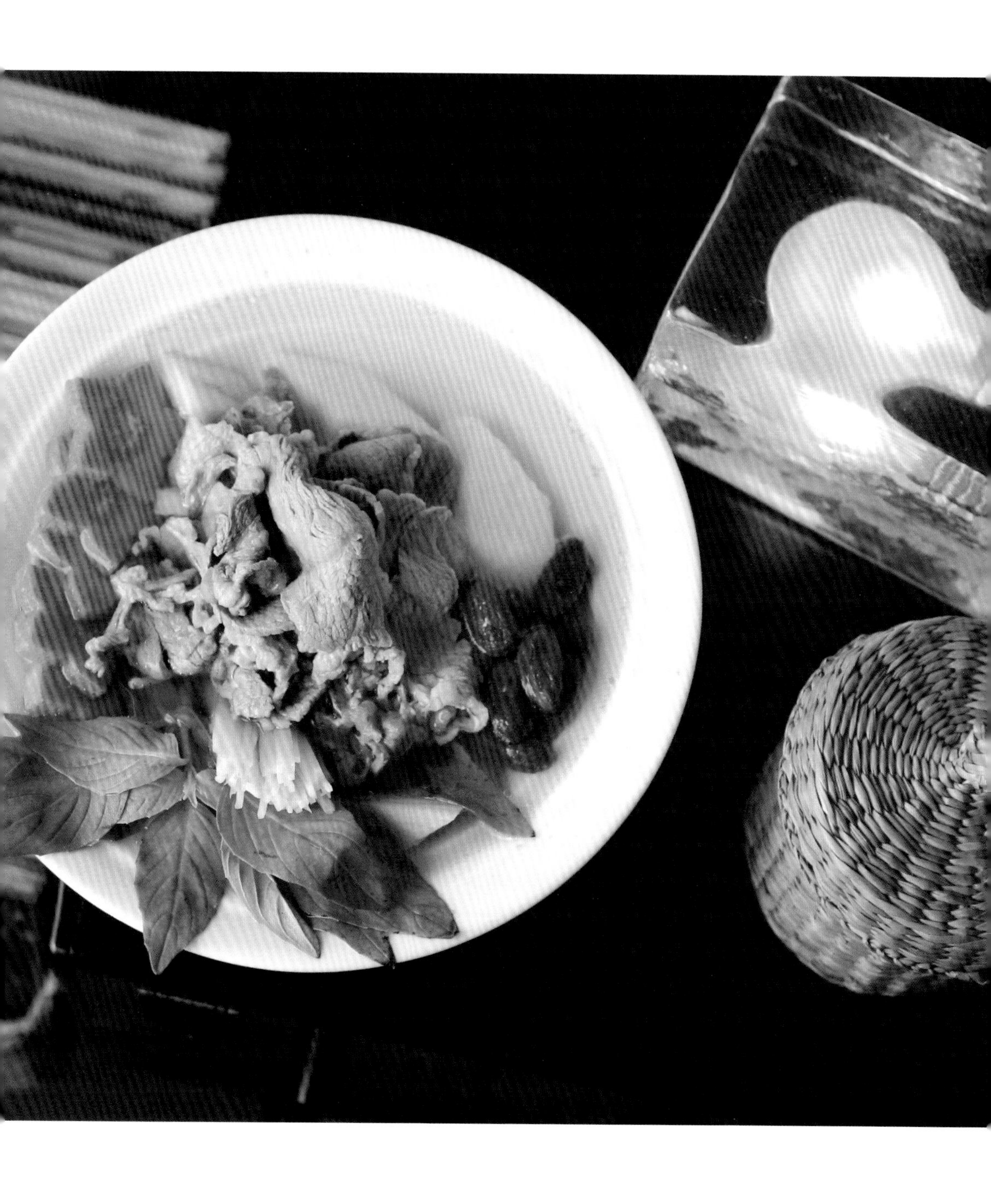

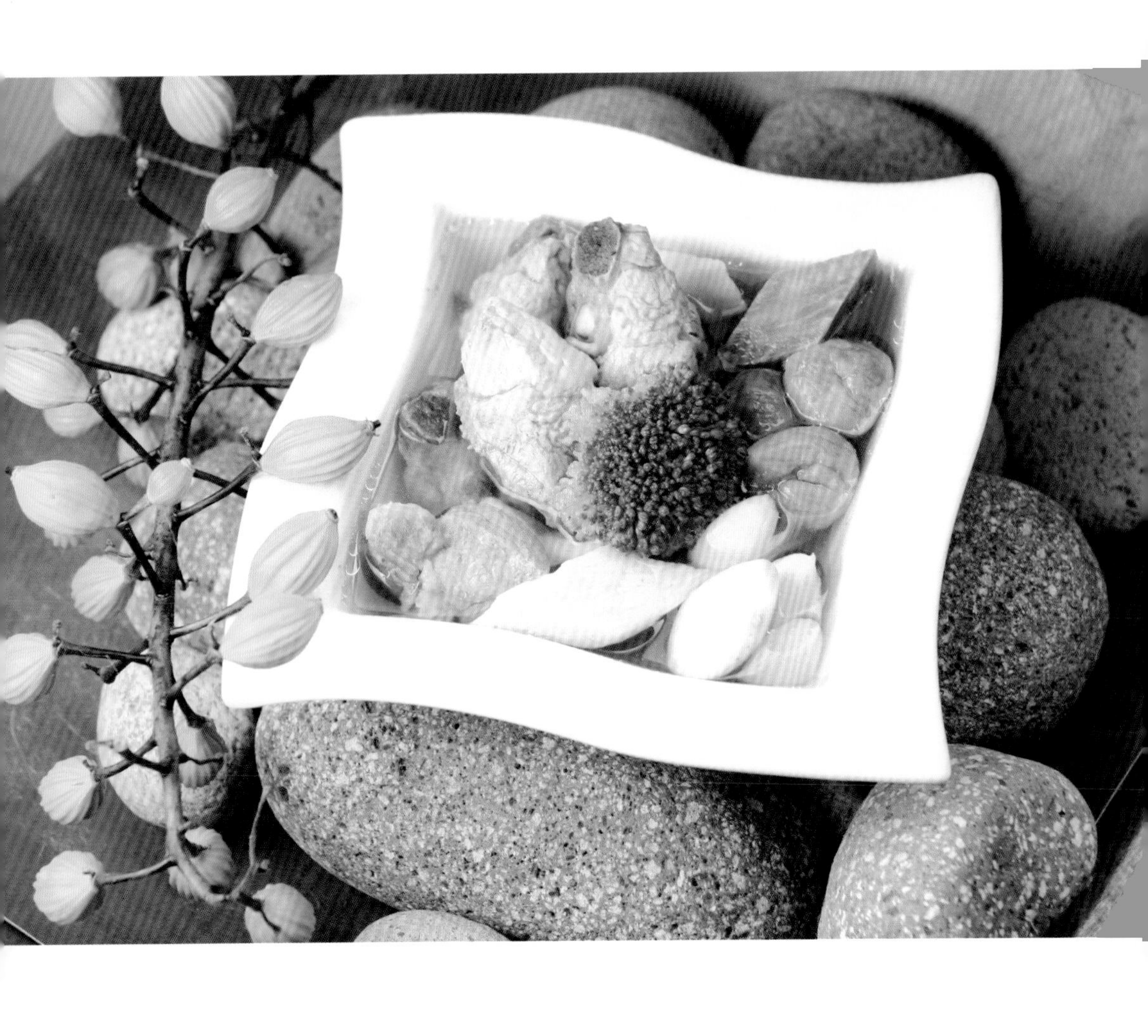

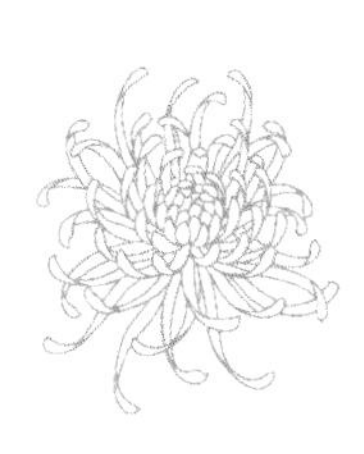

北耆山藥燉子排

養肺補脾、滋陰潤燥、益精補血

材料：

子排 200 公克、北耆 10 公克、白山藥 150 公克
紫山藥 100 公克、綠花椰菜 1 小朵、枸杞 15 公克、蒜頭 5 瓣
無花果 3 顆

調味料：鹽適量、冰糖少許、米酒少許

作法：

1 子排剁塊汆燙洗淨，綠花椰菜洗淨燙熟，山藥去皮洗淨切塊，蒜頭去外膜，備用。

2 鍋中放入子排、北耆、蒜頭、無花果，加水 1000 cc蓋過材料，先以大火煮滾後，改小火燜煮約 20 分鐘。

3 再放入山藥，續煮 20 分鐘，到子排、山藥軟爛，加適量鹽、冰糖和米酒調味，放上綠花椰菜點綴即可。

養生小辭典

- 北耆 蒙古黃耆，又稱北耆。具有增加調節免疫能力、保肝利尿、抗衰老，可改善消化性潰瘍。

- 山藥 健脾補肺、固腎益精。增強免疫功能，是養脾第一聖品。

- 子排 富含蛋白質、脂肪、維生素，以及大量磷酸鈣、骨膠原，可以為幼兒和老人提供鈣質。

- 大蒜 有抗菌、抗炎、抗氧化等功效。

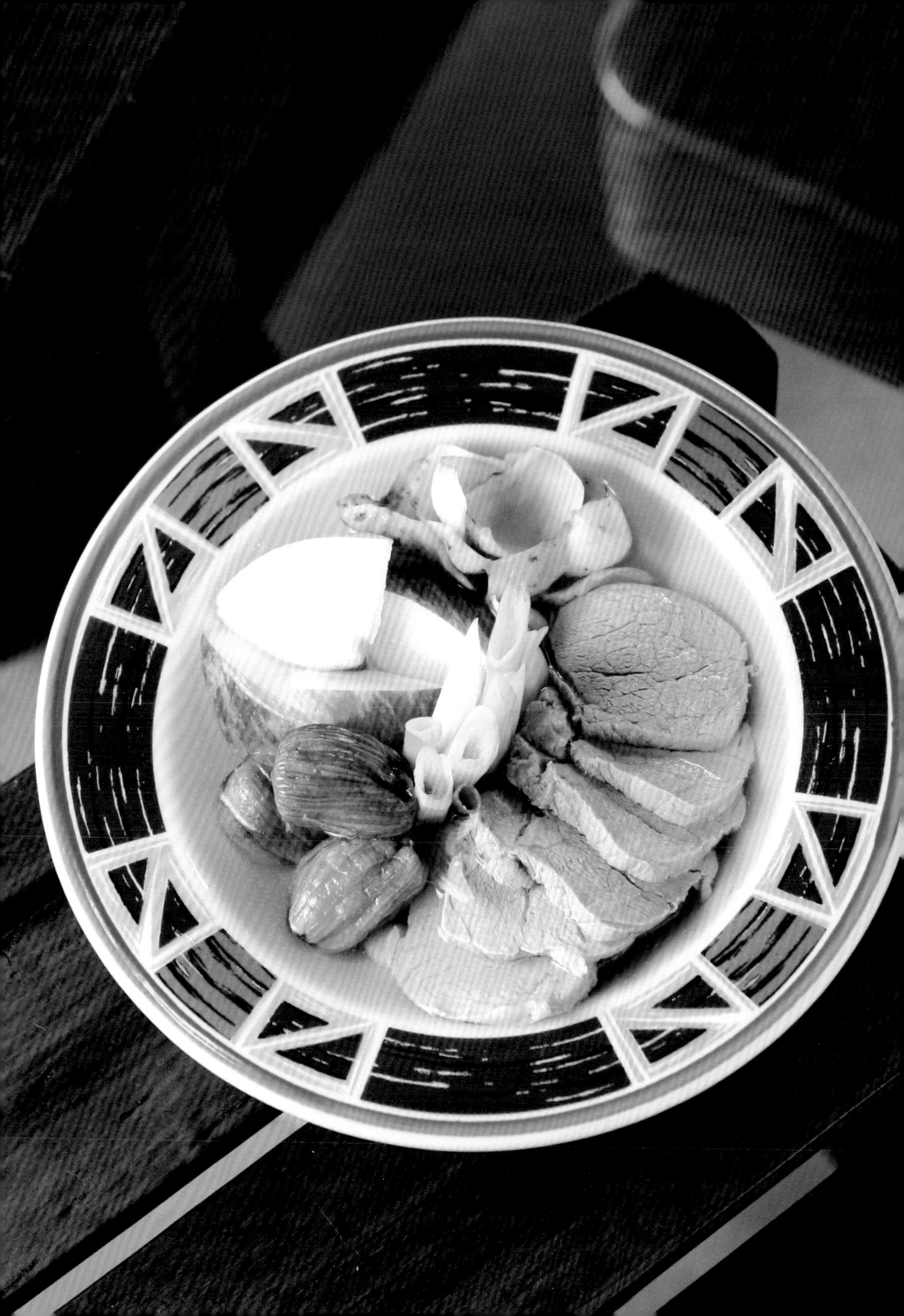

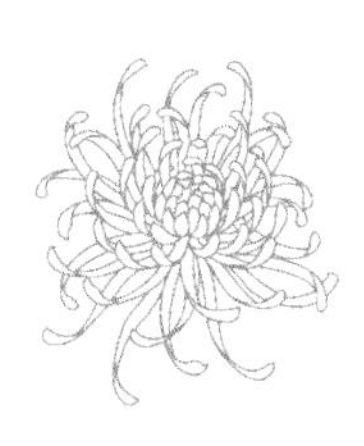

百合瘦肉湯

潤肺益氣、清心養神、排毒養顏

材料：

鮮百合 1 顆、蘋果 1 個、蜜棗 3 顆、腰內肉 1 條、蔥段 2 根

調味料：鹽適量

作法：

1 百合剝開洗淨；蘋果洗淨，切塊；腰內肉洗淨汆燙，撈起用清水沖洗乾淨，備用。

2 湯鍋內放入腰內肉、蘋果、蜜棗、蔥段及高湯 1500cc，大火煮滾後再轉小火煲 40 分鐘，撈除蘋果。

3 取出腰內肉，放涼後切片。

4 鍋內加入百合、蔥段，繼續煮 20 分鐘後，加鹽調味，盛碗後再將切好肉片擺回碗中，即可食用。

養生小辭典

- 百合 潤肺、甯心、清熱止嗽、益氣調中。是清肺潤燥、滋陰清熱、理脾健胃的補藥。
- 腰內肉 油脂少、肉質紮緊，嚼勁口感不錯，能滋陰潤燥、營養補虛。
- 蘋果 含豐富膳食纖維，可預防便秘、排毒養顏。

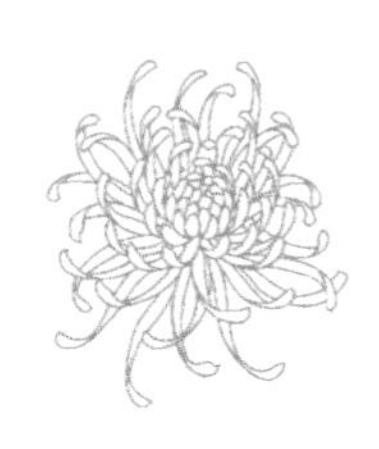

南北杏燉排骨

潤肺補脾、滑腸通便

材料：

南北杏30公克、子排150公克、枸杞10公克、蜜棗2顆
陳皮3公克、蔥段少許

調味料：鹽適量、冰糖少許

作法：

1 子排剁塊，汆燙後洗淨；枸杞洗淨瀝乾；南北杏、陳皮洗淨後，泡水3小時備用。

2 鍋中放入子排、南北杏、蜜棗2顆、陳皮，加水1000 cc，先以大火煮沸後，改小火燜煮約50分鐘，直到子排軟爛，加入枸杞、蔥段及適量鹽、冰糖調味。

養生小辭典

- 子排 富含蛋白質、脂肪、維生素和骨膠原，具有滋陰潤燥、益精補血的功效。
- 南北杏 南杏又名甜杏仁，味甘性平，無毒；北杏則味苦，性溫，有小毒。南杏有滑腸通便的作用，北杏仁鎮咳平喘。
- 蜜棗 補益脾胃，滋養陰血，養心安神。
- 陳皮 含橙皮苷、川陳皮素、β胡蘿蔔素、維生素C及維生素B群等多種營養元素，具有化痰止咳、解毒、潤腸功效，又能讓湯水產生特殊甘香。

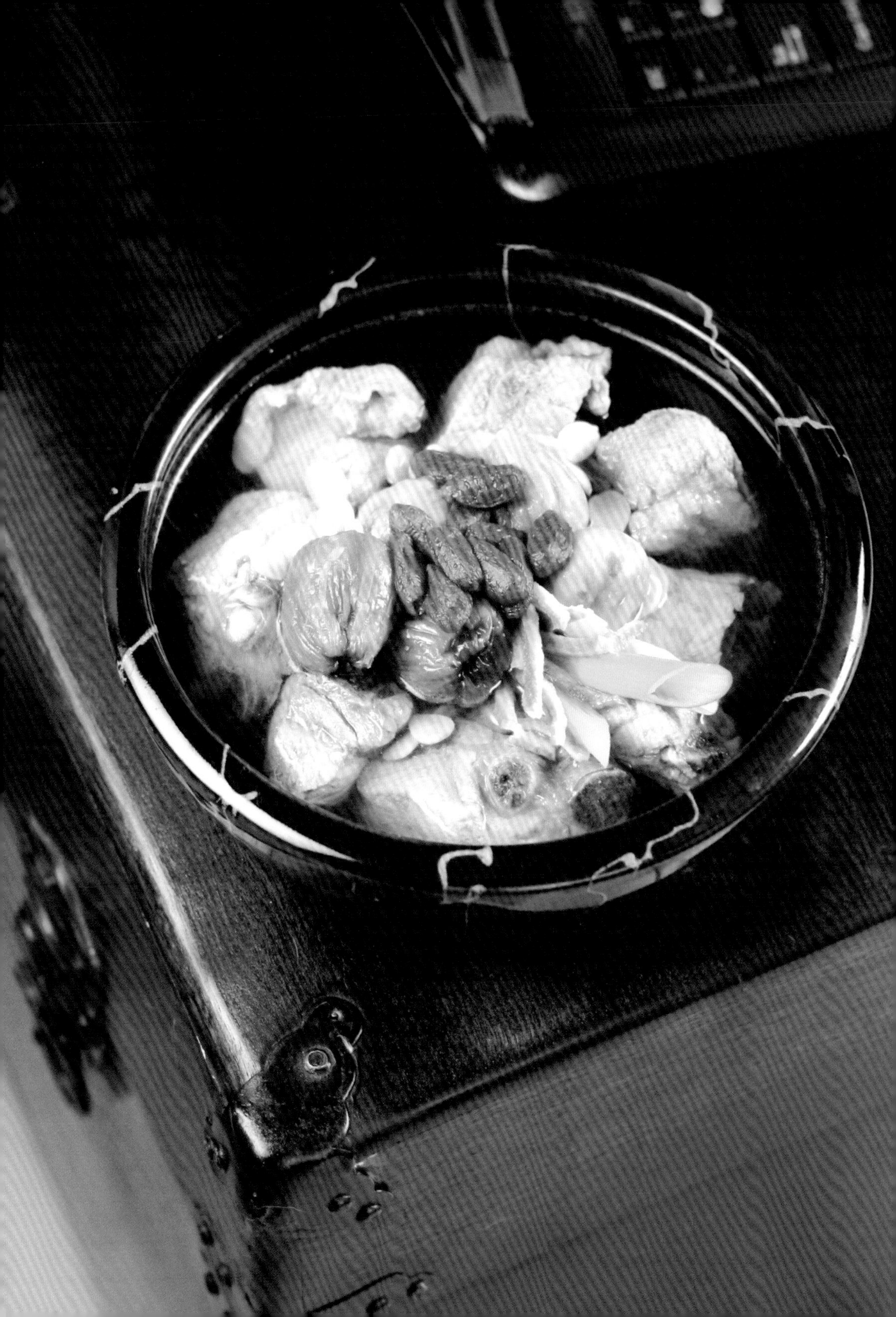

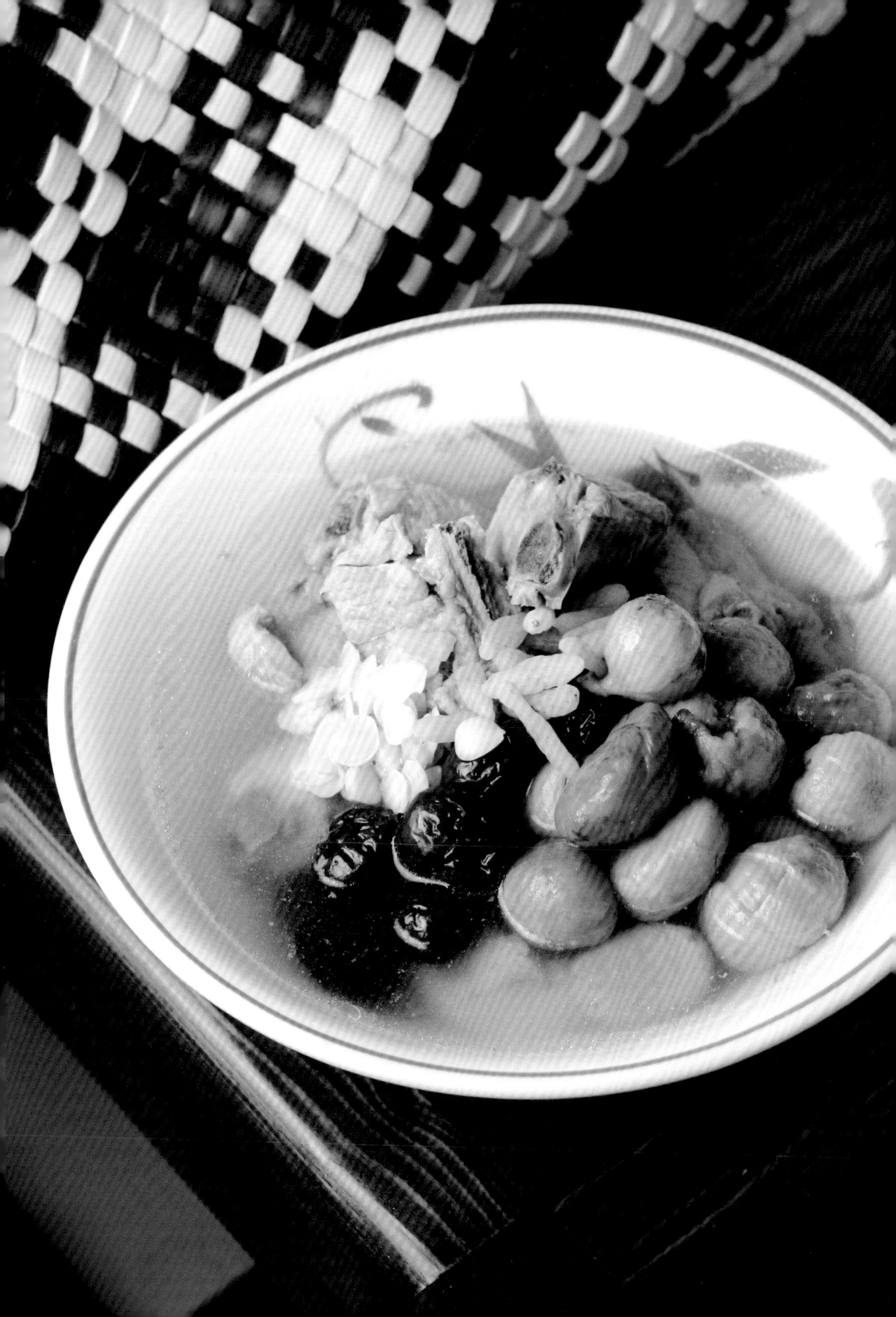

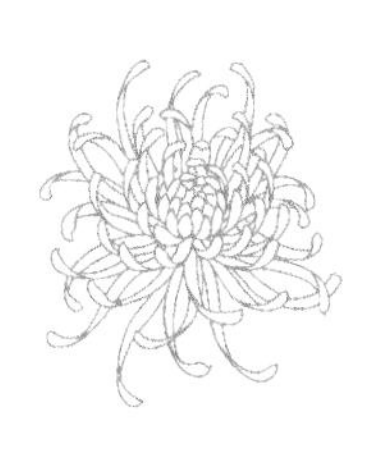

無花果杏仁排骨湯

滋陰潤肺、清心除煩、益胃潤腸

材料：

子排200公克、無花果10粒、南北杏30公克、栗子100公克
紅棗8粒、麥冬9公克、高湯（做法請見第8～9頁）1500cc

調味料：鹽適量

作法：

1 南北杏洗淨，浸泡3小時；無花果、栗子、紅棗、麥冬洗淨瀝乾；子排剁塊汆燙洗淨，備用。

2 鍋中放入所有材料，加高湯1500 cc蓋過材料，先以大火煮滾後，改小火燜煮約60分鐘，到子排軟爛，加入適量食鹽調味，即可食用。

養生小辭典

- 子排 富含蛋白質、脂肪、維生素及大量磷酸鈣、骨膠原，可提供鈣質和營養，具有滋陰潤燥、益精補血等功效。
- 無花果 滋陰健脾、益胃潤腸、清熱解毒和止血。
- 杏仁 瀉肺解肌、能發汗、除風散寒、降氣行痰、潤燥消積。
- 紅棗 益氣補血，健脾和胃。
- 麥冬 養陰潤肺、清心除煩、益胃生津。

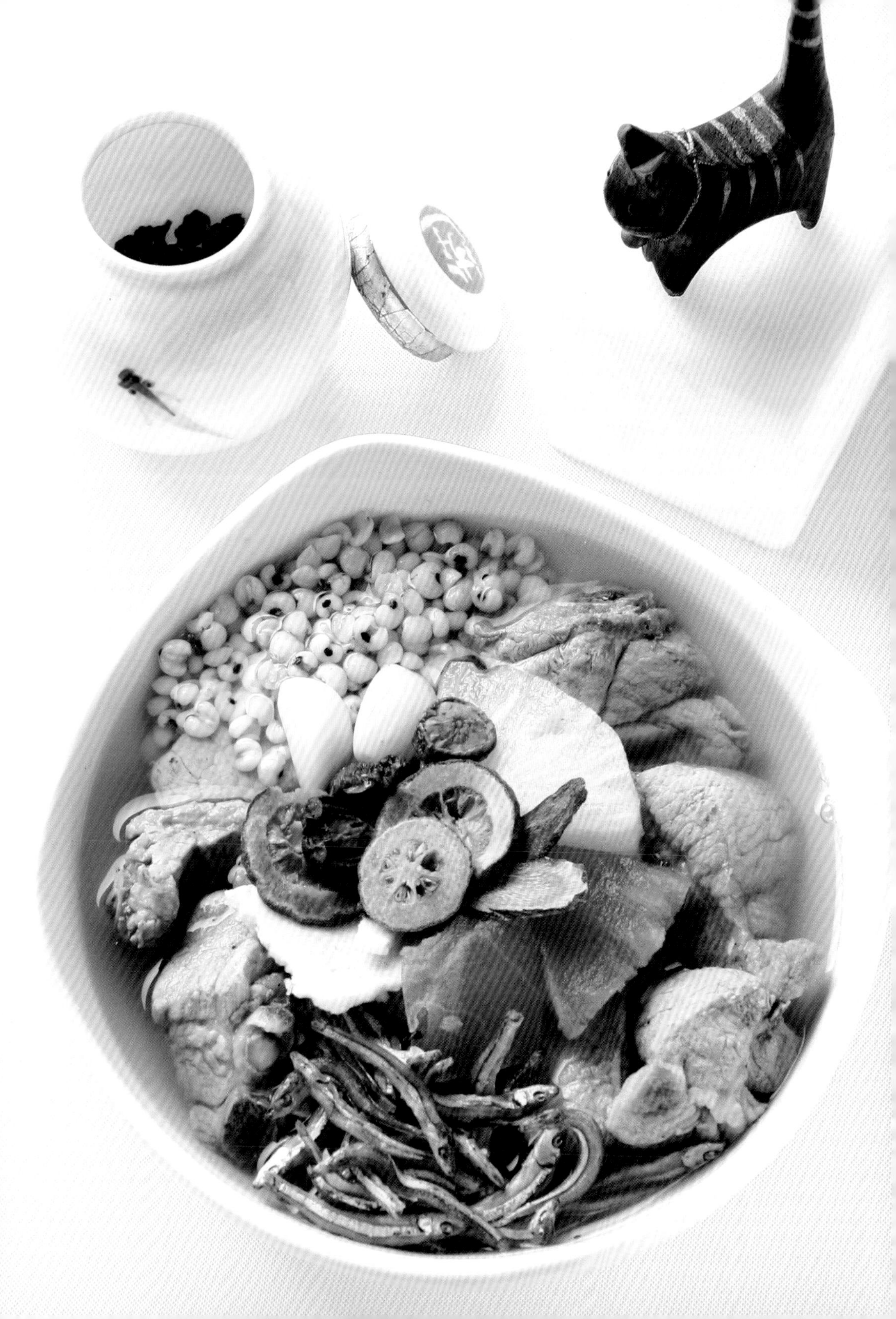

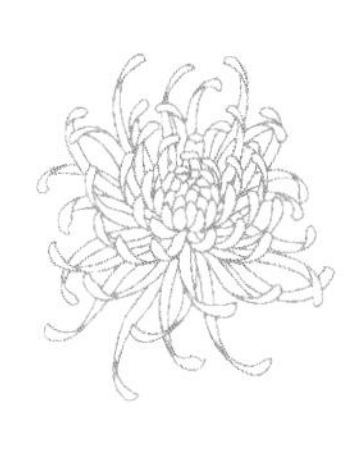

鳳梨排骨湯

潤肺生津、滋陰潤燥，促進血液循環、預防心血管疾病

材料：

豬小排 200 公克、新鮮鳳梨肉 60 公克、醬鳳梨 20 公克
醬冬瓜 20 公克、小魚乾 15 公克、蒜頭 5 瓣、茯苓 10 公克
山楂 10 公克、薏仁 30 公克、枳實 6 公克、甘草 6 公克

調味料：鹽、冰糖少許、米酒少許

作法：

1 子排剁塊，汆燙後洗淨；小魚乾、薏仁、蒜頭洗淨瀝乾；茯苓、山楂、枳實、甘草裝入濾紙袋備用。

2 鍋中放入所有材料、濾紙袋和米酒 1 小匙，加水 1800 cc蓋過材料，先以大火煮滾後，改小火燜煮約 1 小時，到子排軟爛，加鹽和冰糖調味後，淋少許米酒調味。

養生小辭典

- 子排 排骨有很高的營養價值，具有滋陰潤燥、益精補血等功效。
- 鳳梨 主要成分—鳳梨酵素具有抗發炎、增加免疫力及溶解血栓等三大功效，有助緩解酸痛、促進血液循環、預防心血管疾病、中風、老人癡呆症的發生。
- 醬冬瓜 冬瓜有助解熱降火、消腫、利尿，醬冬瓜裡含有很多植物性乳酸菌，能幫助身體抗菌。
- 茯苓 是一種多孔菌科真菌類，多半自生於松樹下陽光充足、溫暖乾燥的地方。經常食用可加強抗病力，對老人性浮腫、肥胖和癌症預防均有很大幫助。
- 山楂 開胃消食、化滯消積。現代藥理研究也證實，山楂有助保護心臟血管，能降低血液中的膽固醇和降血壓。
- 枳實 利膈寬胸、破氣消積、祛痰。

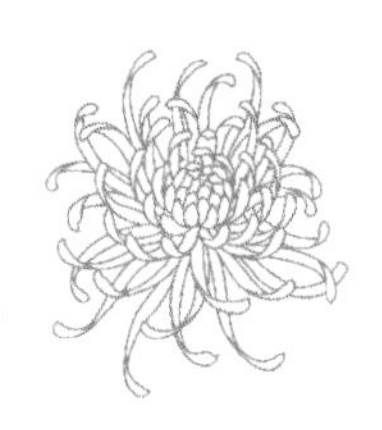

北耆雙蓮瘦肉湯

滋陰潤燥、安神固精，調和免疫功能、抗衰老

材料：

豬小腱 6 顆、北耆 9 公克、蓮藕 200 公克、鮮蓮子 50 公克
蜜棗 3 顆、枸杞 12 公克、蔥段 1 根

調味料：鹽適量、冰糖少許

作法：

1 北耆、枸杞、蓮子洗淨瀝乾；蓮藕洗淨切塊；豬小腱汆燙後洗淨，備用。

2 鍋中放入豬小腱、北耆、蓮藕、蜜棗，再注入適量清水，先開大火煮沸後，轉小火煮 40 分鐘。

3 取出豬小腱，放涼後切片備用。

4 鍋中放入蓮子、蔥段，再煮 20 分鐘後，加入枸杞，以鹽、冰糖調味，盛碗後再將切好的肉片排回碗中食用。

養生小辭典

- 豬小腱 滋陰潤燥、營養補虛。豬小腱肉油脂少、肉質紮緊。
- 北耆 又名蒙古黃耆，質硬而脆，斷面纖維化，具有增強免疫力、利尿、抗衰老、保肝與降壓作用。
- 蓮藕 含維他命 C 及豐富鐵質，有補血、助眠、清涼退火、涼血散瘀。
- 蓮子 健脾固腎、安神固精、清心養神。常用來治療心悸失眠，男子遺精、滑精，婦女月經、白帶過多，及脾胃虛弱等症。此外蓮子可降心火，促使精神安定，適用於神經質容易心悸的人。不過便秘時不宜多食。

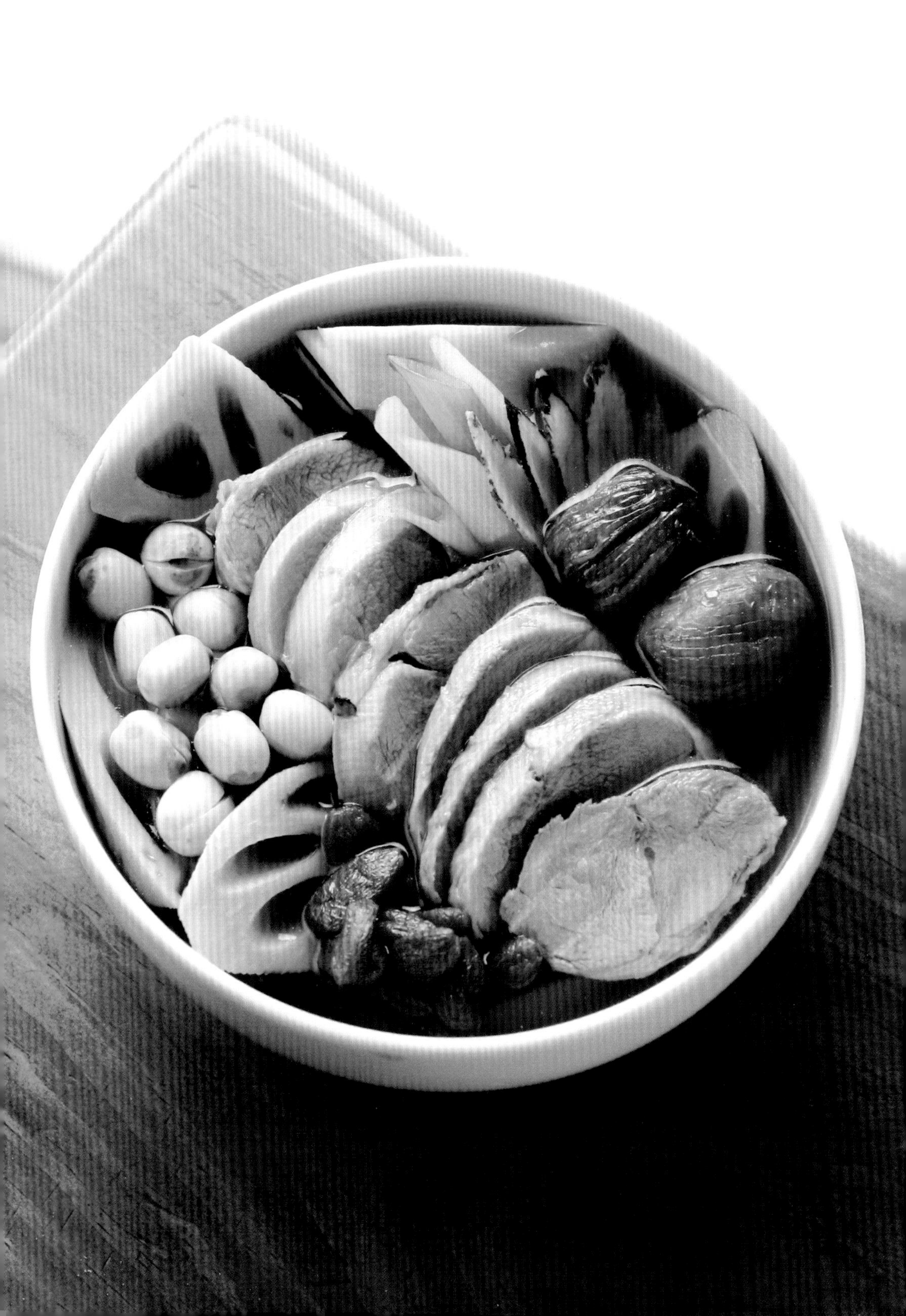

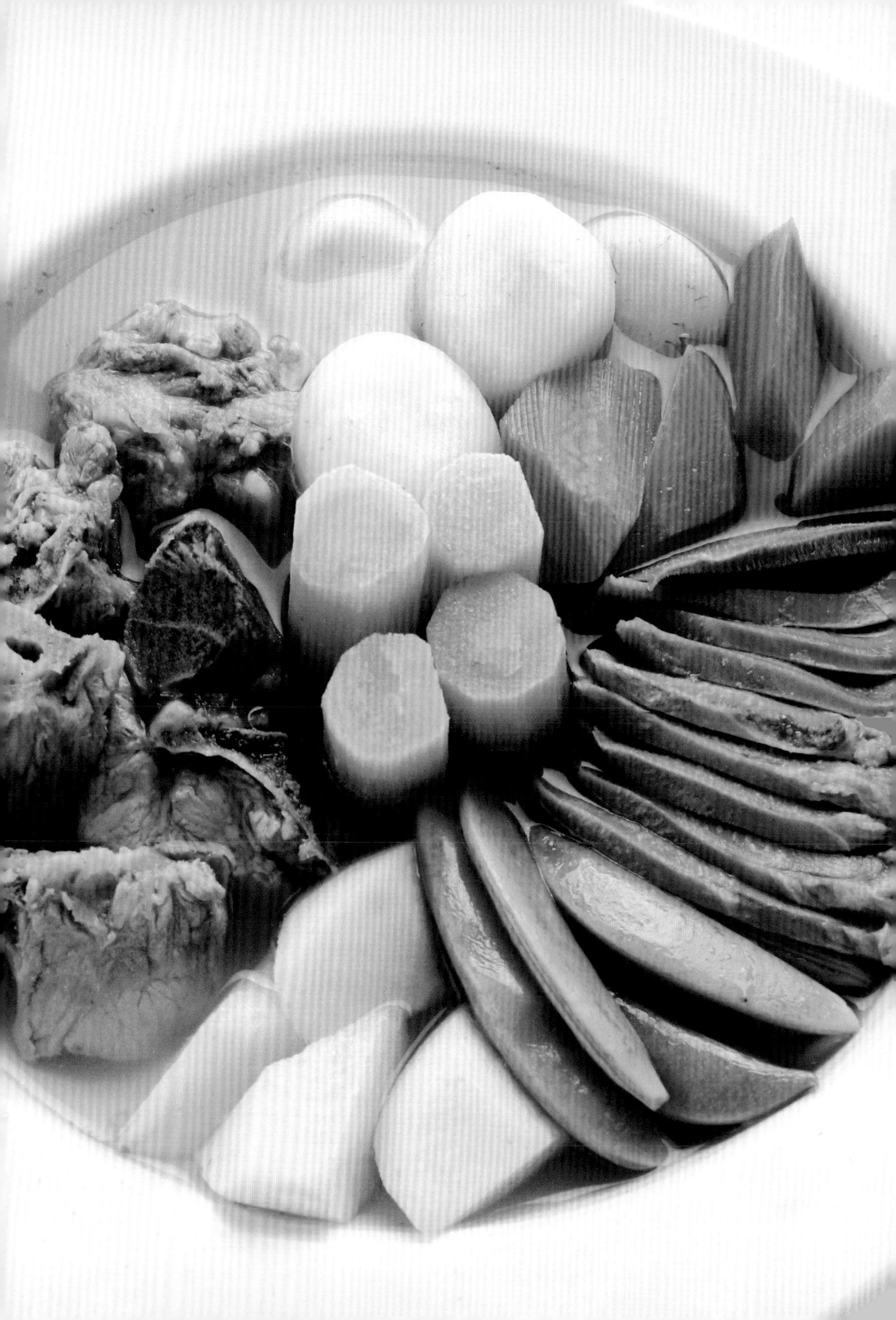

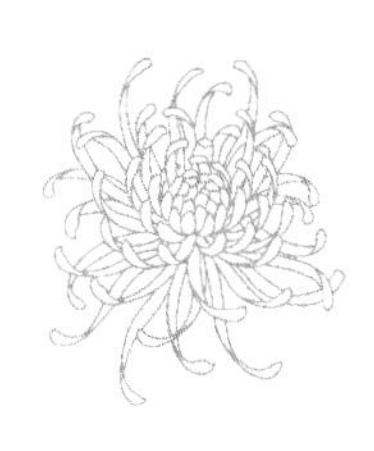

荸薺雪梨豬舌湯

潤肺祛痰、清心降火、排毒美顏

材料：

豬舌 1 條、尾冬骨 150 公克、荸薺 150 公克、雪梨 1 粒
胡蘿蔔 80 公克、甘蔗 100 公克、豌豆莢 40 公克、高湯 2000cc

調味料：鹽適量

作法：

1 荸薺、胡蘿蔔去皮洗淨切塊；雪梨、甘蔗洗淨切塊；豌豆莢去頭尾、粗絲後洗淨；豬舌、尾冬骨洗淨汆燙後，用清水沖洗乾淨備用。

2 湯鍋內放入豬舌、尾冬骨、甘蔗、雪梨及高湯 2000cc，先以大火煮滾後，再轉小火煲 40 分鐘，撈除雪梨、甘蔗。

3 取出豬舌放涼後切片備用。

4 鍋內加入荸薺、胡蘿蔔、蔥段，再煮 20 分鐘後，放入豌豆莢煮 2 分鐘，加鹽調味，盛碗後再將切好的肉片擺上。

養生小辭典

■ 豬舌肉 含豐富蛋白質、維生素A、菸鹼酸、鐵、硒，質地堅實，無筋膜，有滋陰潤燥的功效。

■ 尾冬骨 富含蛋白質、維生素及大量磷酸鈣、骨膠原，可加強補肝腎、強筋骨、壯腰膝，提高身體的機能。

■ 荸薺 俗稱馬蹄，味甜多汁、清脆可口，既是水果又是蔬菜，清熱、止渴、開胃、清食、化痰、益氣、明目。

■ 甘蔗 助脾氣、利大腸，能除心胸煩熱，消痰止渴。

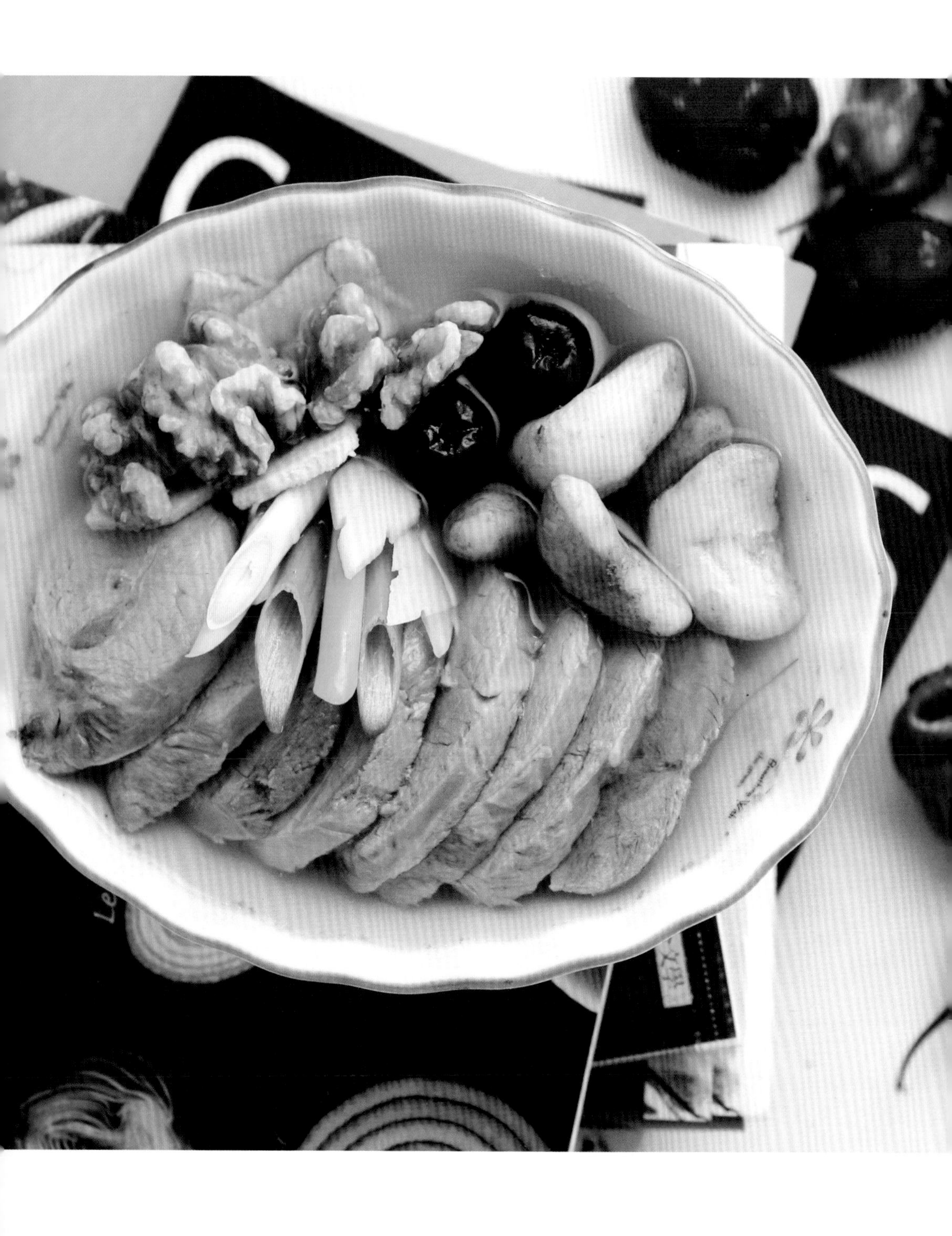

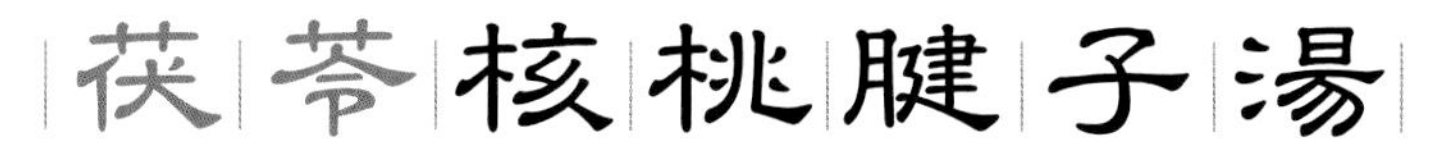

茯苓核桃腱子湯

溫肺定喘、健脾和胃、潤腸通便

材料：

豬小腱 3 顆、豬脊骨 200 公克、茯苓 12 公克、核桃仁 80 公克
菱角 100 公克、紅棗 8 粒、薑 2 片、蔥段少許

調味料：鹽適量、冰糖少許

作法：

1 茯苓、核桃仁、菱角、紅棗洗淨瀝乾；豬小腱、豬脊骨汆燙洗淨備用。

2 鍋中放入所有材料，倒入適量清水，先開大火煮沸後，轉小火再煮 40 分鐘，取出豬小腱放涼後切片備用。

3 湯鍋續煮 20 分鐘後，加入蔥段及鹽、冰糖調味，盛碗後再將切好的肉片擺回碗中。

養生小辭典

- 豬小腱 滋陰潤燥、營養補虛。
- 豬脊骨 富含蛋白質、脂肪、維生素及大量磷酸鈣、骨膠原，可加強補肝腎、強筋骨、壯腰膝。
- 茯苓 是一種多孔菌科真菌類，多半自生於松樹下陽光充足、溫暖乾燥的地方，能強化人體免疫機能。
- 核桃仁 溫補肺腎、定喘潤腸。
- 紅棗 益氣補血，健脾和胃。

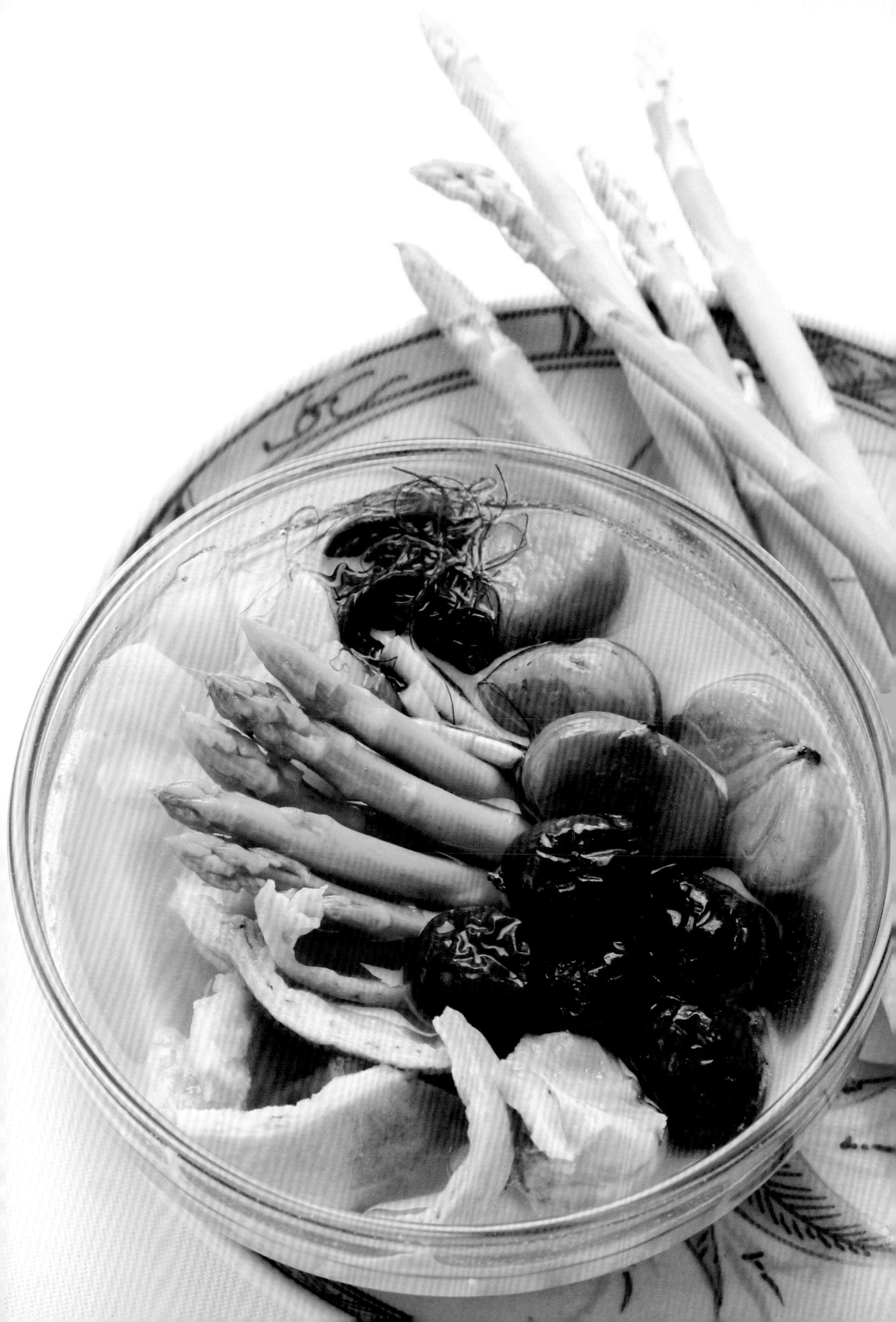

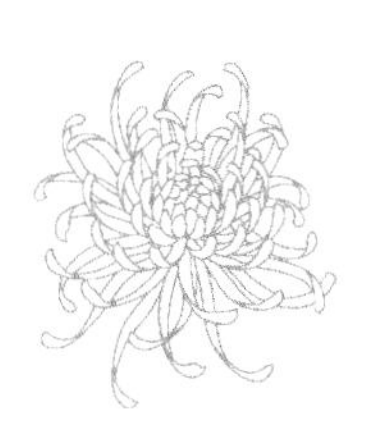

白玉小肚湯

清除肺熱、和中寬膈、生津潤燥

材料：

豬小肚 3 個、蘆筍 50 公克、白茅根 6 公克、玉米鬚 6 公克
白甘蔗 80 公克、紅棗 6 粒、高湯（做法請見第 8～9 頁）1500cc

調味料：鹽少許

作法：

1 白茅根、玉米鬚裝入濾紙袋中；蘆筍洗乾淨切段；白甘蔗刷洗乾淨切塊；紅棗洗淨瀝乾備用。

2 豬小肚處理乾淨（詳細方法請見第 8～9 頁），入鍋汆燙撈起後用清水沖洗乾淨，切塊備用。

3 湯鍋放入豬小肚、白甘蔗、紅棗、白茅根濾袋、高湯 1500 cc，用大火煮沸後轉小火再煮 1 小時，直到豬小肚變得柔軟 (可依個人口感喜愛增減燉煮時間)，撈除白茅根濾袋。

4 放入蘆筍後，再煮 2 分鐘，加鹽調味拌勻後熄火，淋點米酒即可食用。

養生小辭典

- 豬小肚 可健脾胃。主治頻尿、遺尿、消渴無度。
- 蘆筍　含豐富的維生素，以及氨基酸、天門冬醯胺和甘露聚糖等化合物，可以幫助消除疲勞，增強體力。蘆筍根內含有一種叫作類固醇配糖體的化合物，能抗發炎，此外，蘆筍也是天然的利尿劑。
- 白茅根 性寒，味甘苦，能治熱病煩渴、補中益氣，利小便。
- 玉米鬚 又稱「龍鬚」，中醫學認為，玉米鬚有助利尿、泄熱、平肝、利膽。
- 甘蔗 生飲甘蔗汁性甘寒，可治心煩口渴、身熱尿赤、肺燥咳嗽，熱性病生飲甘蔗汁最好。但甘蔗煮熱後性轉溫，有補益功效，能益氣補脾、和中下氣，具有滋養保健功能。

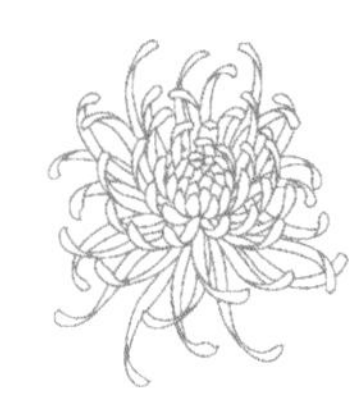

馬蹄豬肚湯

益氣補肺、調和免疫功能、延緩衰老

材料：

豬肚 1 個、子排 200 公克、馬蹄 200 公克、綠花椰菜 1 棵、香菇 8 朵
白果 30 粒、鮮栗子 100 公克、紅棗 10 粒、薑 1 片、蔥段 2 根
高湯（做法請見第 8～9 頁）2500cc

調味料：鹽適量、冰糖少許

作法：

1. 香菇洗淨泡發；白果先煮糖水去除苦味；荸薺去皮洗淨；綠花椰菜洗淨切小朵；子排汆燙後，沖洗乾淨，備用。
2. 豬肚先用麵粉搓抓後洗淨，或用啤酒抓後洗淨其表面黏液，入鍋燙煮 5 分鐘，撈起用清水沖洗乾淨，切片備用。
3. 湯鍋中放入豬肚、子排、香菇、紅棗、高湯 2500 cc，用大火煮沸後轉小火燉煮 40 分鐘。再放入綠花椰菜、馬蹄、栗子、銀杏、薑片續煮 10 分鐘，至豬肚柔軟 (可依個人口感喜愛增減燉煮時間)。
4. 最後加入鹽、冰糖、蔥段，即可食用。

養生小辭典

- 豬肚 補中益氣、止渴消積、益脾胃、助消化。主治脾虛泄瀉、胃寒痛、胃下垂、頻尿、消瘦乏力及婦女白帶。
- 荸薺　又名馬蹄，性寒涼、味甘。具有涼血解毒、利尿通便、化濕祛痰、消食除脹等功效，最適合用於發燒病人。
- 栗子　又名板栗，有「乾果之王」的美稱，在國外被譽為人參果，能益氣補脾、健胃。栗子碳水化合物含量較高，營養豐富，富含不飽和脂肪酸和多種維生素、礦物質，可預防和治療高血壓、冠心病、動脈硬化，並能延緩衰老。

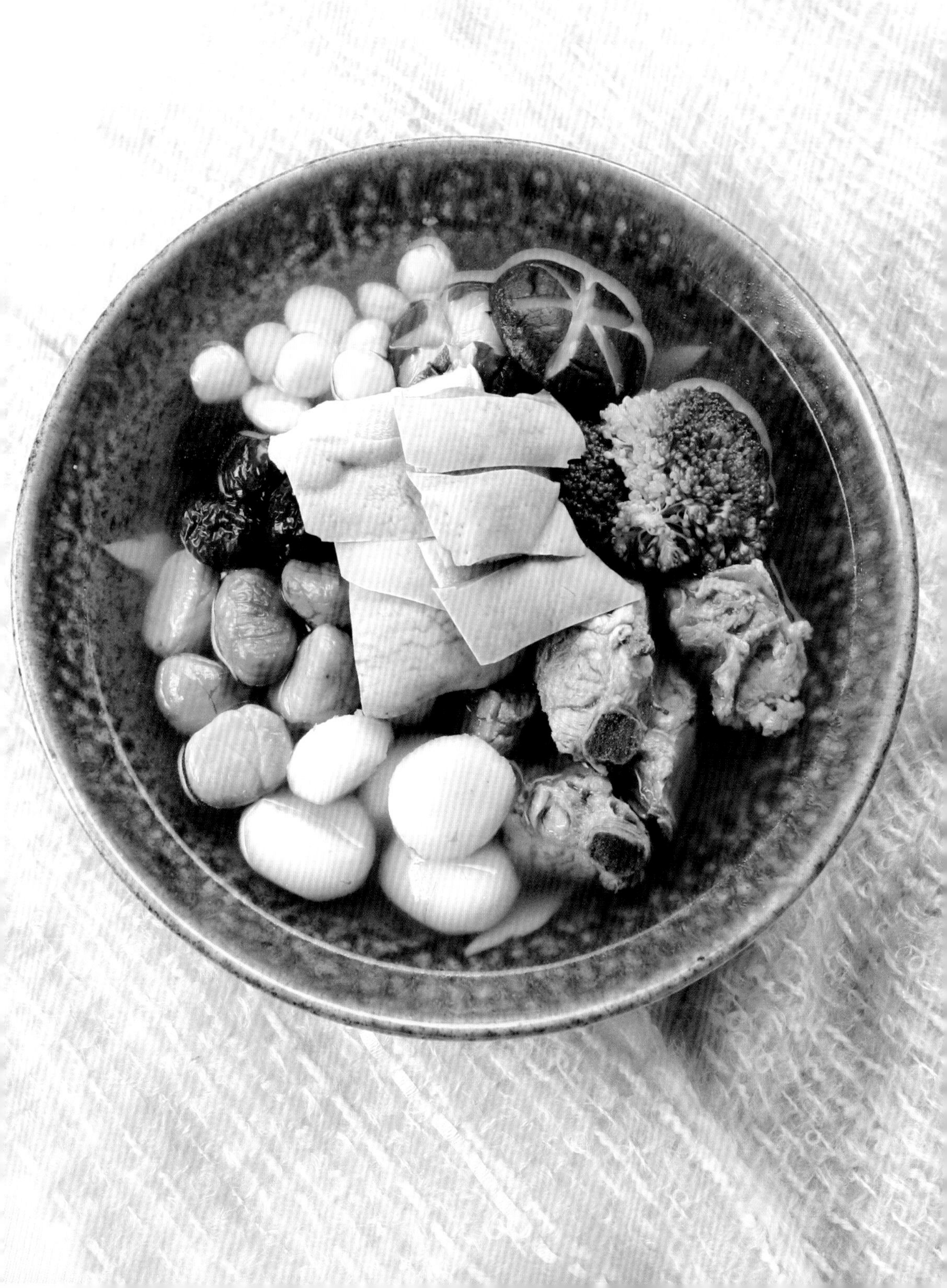

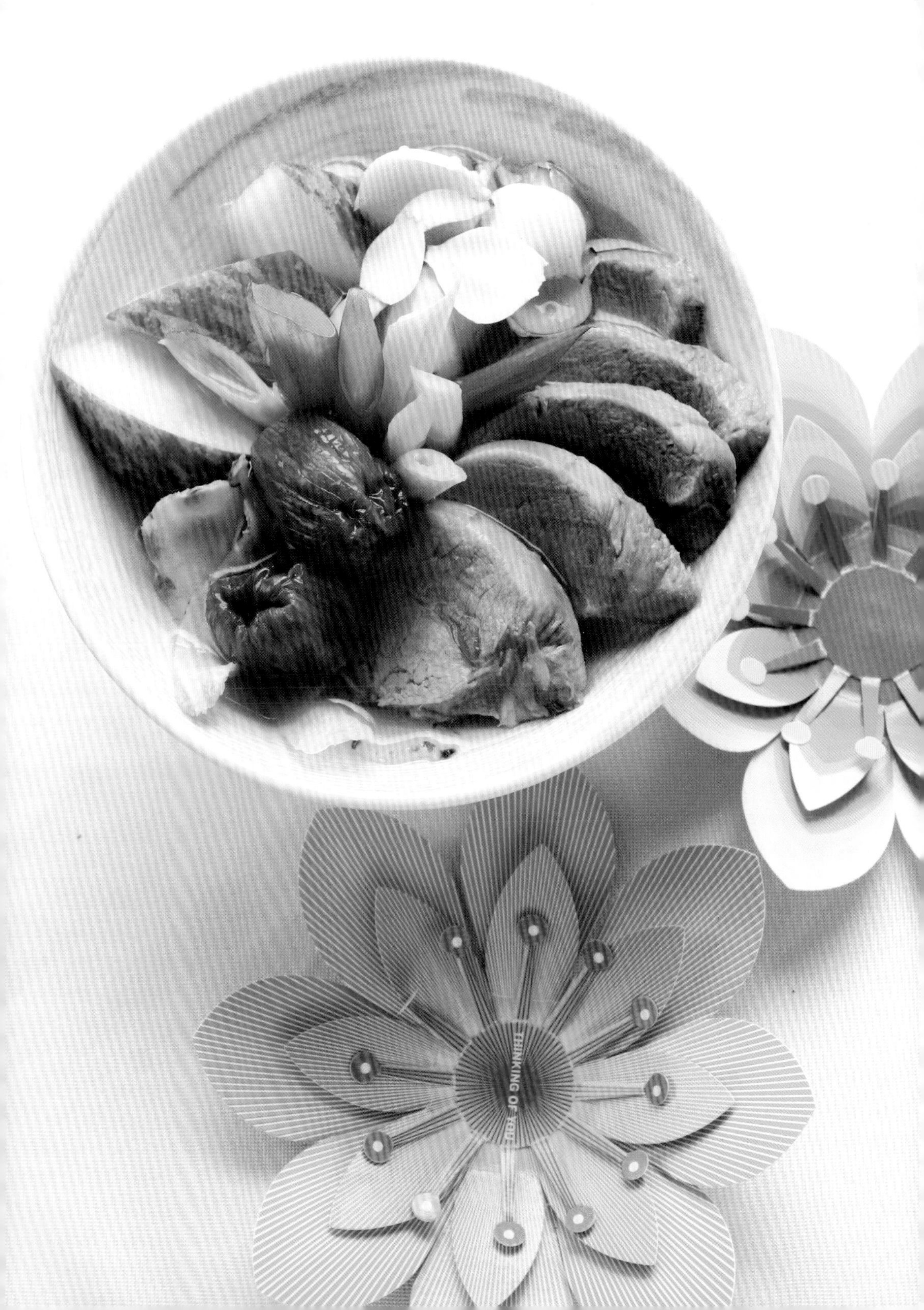
THINKING OF YOU

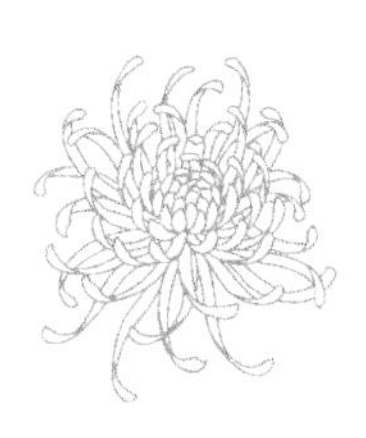

玉竹百合燉腱子

清熱潤肺、益氣養血、安神美顏

材料：

豬小腱子600公克、玉竹12公克、鮮百合1顆
蘋果1顆、蜜棗5顆、雞骨架2付、蔥段2根

調味料：鹽適量、冰糖少許

作法：

1 所有材料洗淨瀝乾；蘋果切大塊；豬小腱、雞骨架汆燙後洗淨備用。

2 在湯鍋中放入豬小腱、雞骨架、玉竹、蜜棗、蘋果，倒入清水蓋過材料，先開大火煮沸後，轉小火煮40分鐘，撈除雞骨架、蘋果。並取出豬小腱，放涼後切片備用。

3 鍋內加入百合，續煮20分鐘後，加入蔥段，並放下鹽、冰糖調味，盛碗後再將切好的肉片擺上。

養生小辭典

- 豬小腱 滋陰潤燥、營養補虛。小腱子肉油脂少、肉質紮緊。
- 雞骨 含有大量磷酸鈣、骨膠原、骨粘蛋白等，可補充鈣質、對抗骨質疏鬆，促進血液循環、提高身體的機能，保健強身。
- 玉竹 滋陰生津、潤肺養胃、除煩止渴。
- 百合 潤肺，甯心，清熱止嗽，益氣調中。
- 蘋果 外號「智慧果」、「記憶果」。營養豐富，含蘋果酸、酒石酸、果膠、膳食纖維、黃酮類與多種維他命及微量元素，常吃蘋果有抗癌、防止中風、排毒養顏、中和酸性、治療便秘及預防心血管疾病、骨質疏鬆症等毛病。

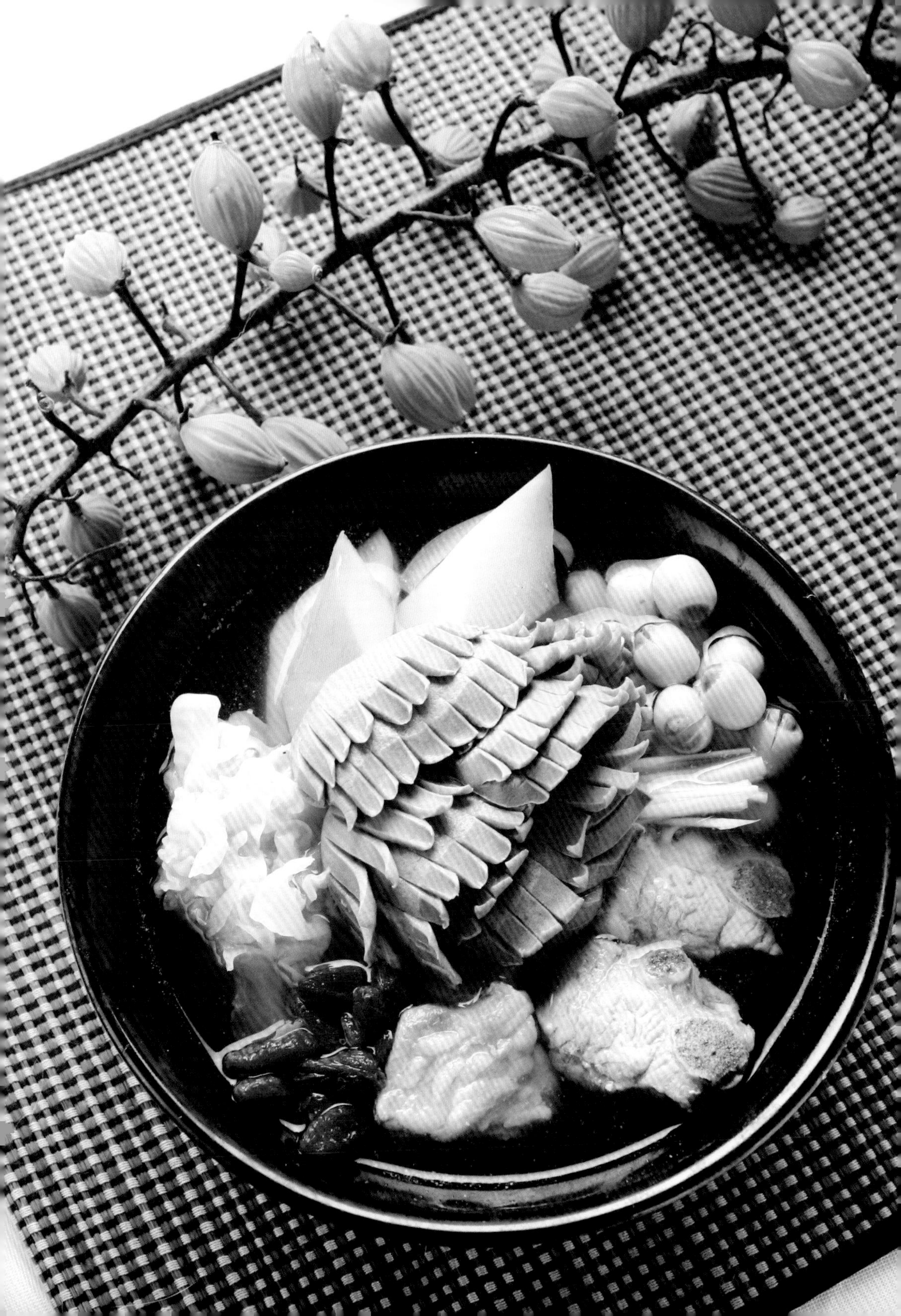

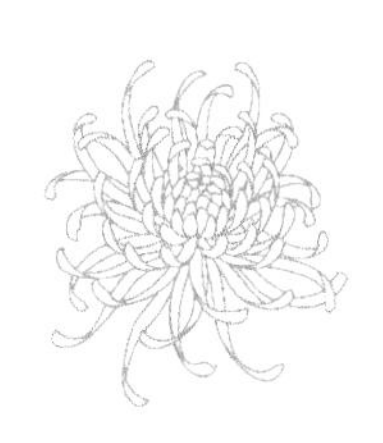

佛手瓜銀耳腰花湯

潤肺補腎、滋陰潤燥、安神固精

材料：

佛手瓜 1 顆、銀耳 20 公克、子排 120 公克、豬腰子 1 個
鮮蓮子 80 公克、枸杞 12 公克、薑絲少許、高湯 1500cc

調味料：鹽適量、冰糖少許、米酒少許

作法：

1 銀耳洗淨泡發；枸杞、鮮蓮子洗淨瀝乾；佛手瓜洗淨切塊；子排剁塊後，汆燙洗淨備用。

2 豬腰子剖半，切除白筋，切花刀後再切塊。放入 85℃熱水汆燙 20～30 秒，約 6 分熟，撈起泡冷水備用。

3 鍋中放入佛手瓜、銀耳、子排、蓮子、高湯（蓋過材料），先開大火煮滾後，改小火燉約 40 分鐘。

4 再將腰花、枸杞放入鍋中，稍煮 2 分鐘，加鹽、冰糖調味，盛碗後再放點薑絲和米酒提味。

養生小辭典

- 佛手瓜 又名合手瓜、拳頭瓜、洋絲瓜，主要食用果實，但嫩蔓及根莖均可食用，嫩瓜清脆多汁，鈣含量比黃瓜、冬瓜、西葫蘆高 2 倍，鐵含量是南瓜的 4 倍。尤為可貴是鉀和鋅的含量特別高，能利尿排鈉、擴張血管、降低血壓。對人的智力發育、減緩老化均有幫助。

- 豬腎 又名豬腰子，具有補腎氣、通膀胱、消積滯、止消渴之功效。

- 銀耳 生津益氣、補腦強心、美膚滋潤。

秋天養生好食材

利水消腫、潤肺生津、提神補氣、補虛勞

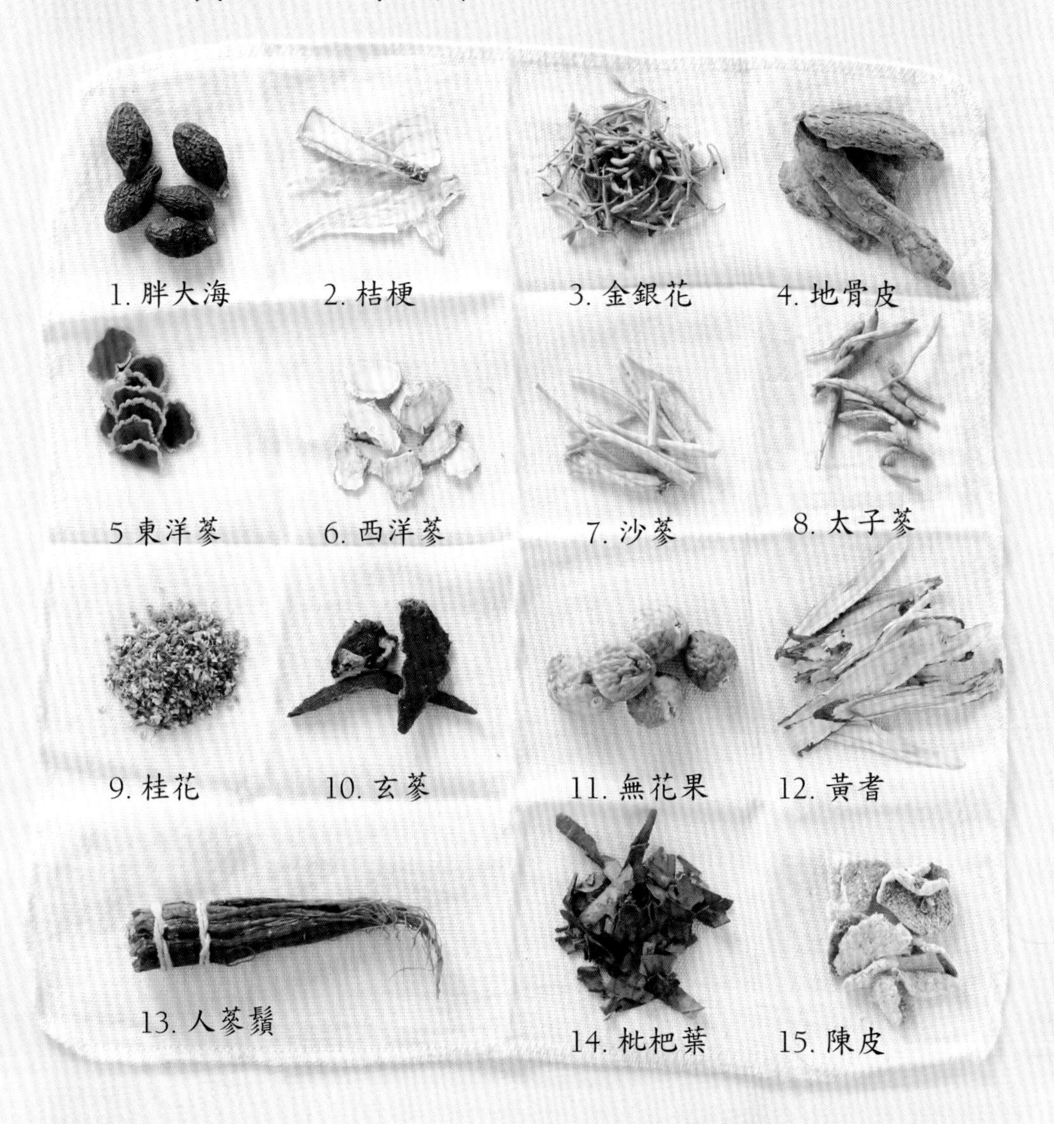

1. **胖大海** 清肺利咽、潤腸通便
2. **桔梗** 清咳化痰、化鬱解悶
3. **金銀花** 清解血毒，增強免疫力、抗炎、解熱
4. **地骨皮** 清解潮熱、降血壓、血糖
5. **東洋蔘** 益中補氣、治盜汗、脾虛泄瀉及多尿症
6. **西洋蔘** 補肺降火，養胃生津
7. **沙蔘** 養陰清肺、祛痰止咳
8. **太子蔘** 補脾潤肺、益氣生津
9. **桂花** 鎮定神經、消除憂慮、抗抑鬱
10. **玄蔘** 清熱涼血、瀉火解毒，降血壓及血糖。
11. **無花果** 滋陰健脾、益胃潤腸、清熱解毒
12. **黃耆** 補氣升陽、益衛固表、利水消腫
13. **人蔘鬚** 大補元氣、補肺益脾、生津安神
14. **枇杷葉** 清肺止咳、和胃止嘔、清暑止渴
15. **陳皮** 理氣健脾、消痰止咳、化食去肥膩

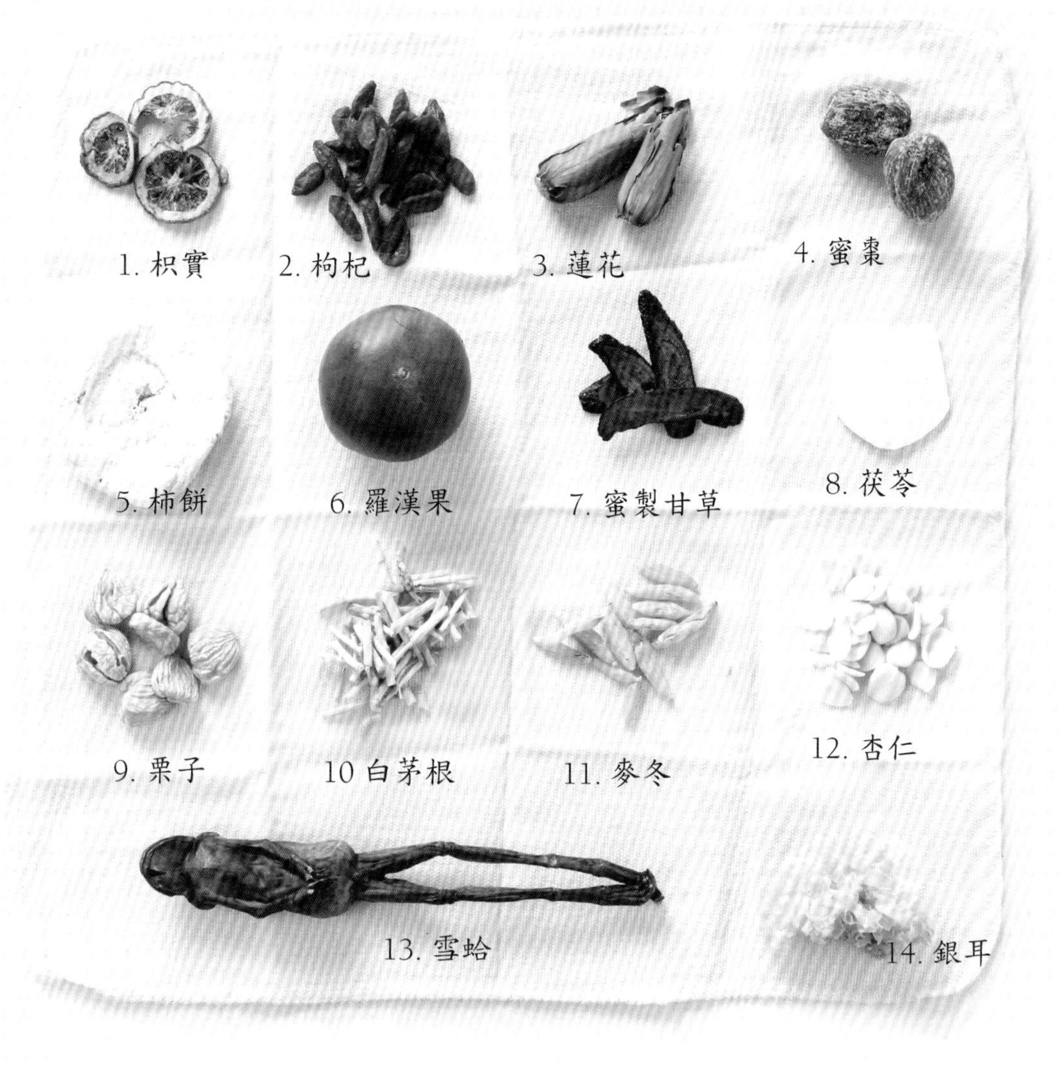

1. **枳實** 利膈寬胸、破氣消積、袪痰
2. **枸杞** 補精血、益肝腎、明目，可駐顏防老、延年益壽
3. **蓮花** 清暑、開胃止渴、清涼降火
4. **蜜棗** 補益脾胃，滋養陰血，養心安神，緩和藥性
5. **柿餅** 補虛勞、健脾胃氣；柿霜可治氣喘、咳嗽
6. **羅漢果** 清肺化痰潤喉、滑腸通便
7. **蜜製甘草** 補脾益氣、清熱解毒、潤肺止咳，調和諸藥
8. **茯苓** 促進強化人體免疫機能、利尿
9. **栗子** 益氣補脾、健胃
10. **白茅根** 治熱病煩渴、補中益氣，利小便
11. **麥冬** 養胃生津，助消化，抗菌解毒
12. **杏仁** 除風散寒、降氣行痰、潤燥消積
13. **雪蛤** 滋補強身、養顏美容
14. **銀耳** 滋陰補腎、潤肺生津、提神補氣

秋天的養生湯水

作　　者　周承俊
攝　　影　陳牆

發 行 人　程安琪
總 策 畫　程顯灝
編輯顧問　錢嘉琪
編輯顧問　潘秉新

總 編 輯　呂增娣
主　　編　李瓊絲、鍾若琦
編　　輯　吳孟蓉、程郁庭、許雅眉
編輯助理　鄭婷尹
美術主編　潘大智
封面設計　王欽民
美術編輯　游騰緯
行銷企劃　謝儀方
出 版 者　橘子文化事業有限公司

總 代 理　三友圖書有限公司
地　　址　106 台北市安和路 2 段 213 號 4 樓
電　　話　(02) 2377-4155
傳　　真　(02) 2377-4355
E － mail　service@sanyau.com.tw
郵政劃撥　05844889 三友圖書有限公司

總 經 銷　大和書報圖書股份有限公司
地　　址　新北市新莊區五工五路 2 號
電　　話　(02) 8990-2588
傳　　真　(02) 2299-7900

初　　版　2014 年 11 月
定　　價　新台幣 298 元
ＩＳＢＮ　978-986-364-033-2（平裝）

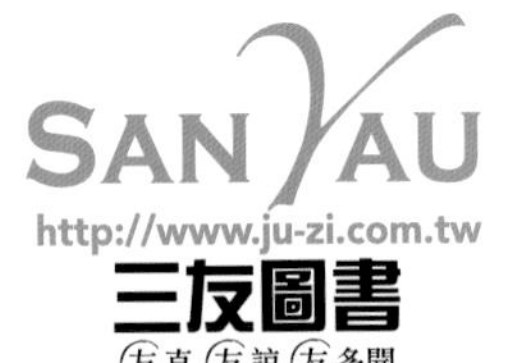

國家圖書館出版品預行編目 (CIP) 資料

秋天的養生湯水 / 周承俊著 . -- 初版 . -- 臺北市 : 橘子文化 , 2014.11
面；　公分
ISBN 978-986-364-033-2(平裝)
1. 藥膳 2. 飲料 3. 湯 4. 食譜
413.98　　103020753